何でも調べればわかる今、レジデントノートがめざすもの

創刊23年目となったレジデントノート。
皆さまの声を聞きながら、
「研修医が現場で困っていること」や「意外と教わらないこと」、
「研修中に必ず身につけたいこと」を取り上げます。

そして、研修医に必要なことをしっかり押さえた、
具体的でわかりやすい解説を大切にします。

救急外来や病棟はもちろん、新しい科をローテートするとき、
あるテーマについて一通り勉強したいときも
ぜひ本誌をご活用ください。

私たちはこれからも読者の皆さまと
ともに歩んでいきます。

研修医を応援する単行本も続々発刊！

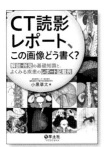
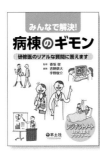
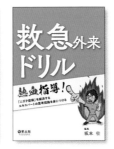
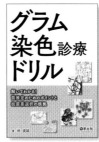
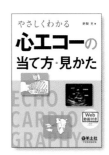

羊土社

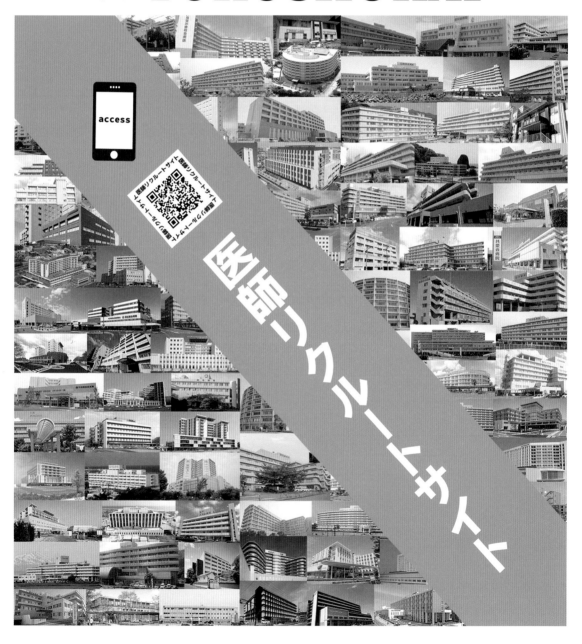

特 集

レジデントノート
contents

2021 **10**
Vol.23-No.10

術中の全身管理を任された！

麻酔導入後から抜管まで、患者のわずかな変化も見逃さない
モニタリングのポイントとトラブル対応

編集／川口昌彦（奈良県立医科大学 麻酔科学教室）

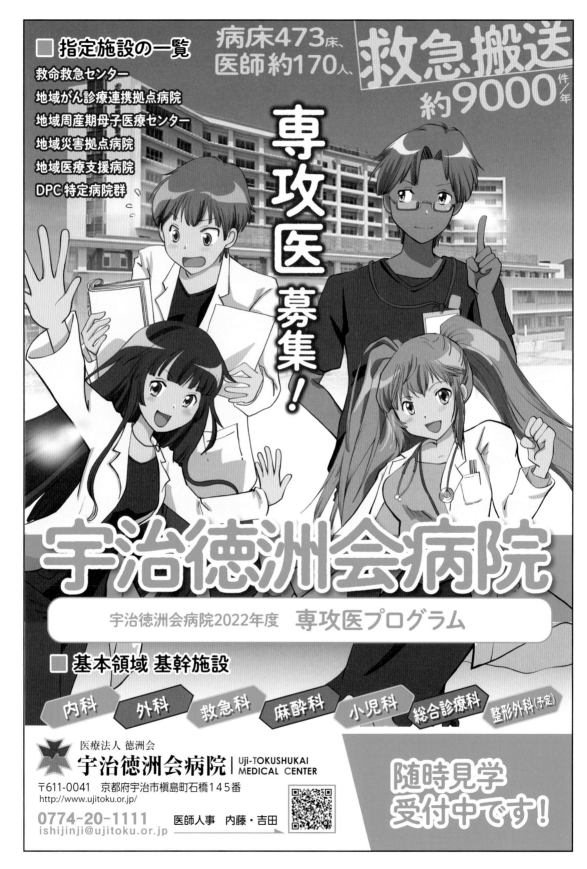

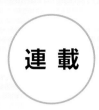

連載

レジデントノート contents
2021 10
Vol.23-No.10

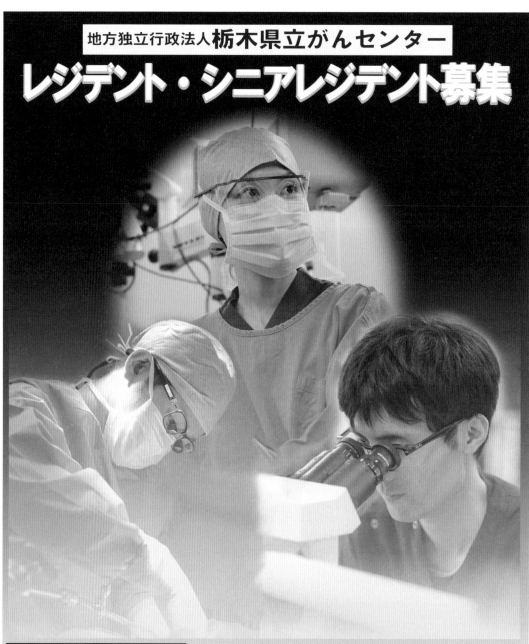
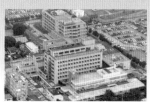
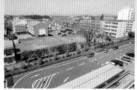

実践！画像診断 Q&A - このサインを見落とすな

Case1

[救急画像編]

WEBで読める！

▶▶ **突然の上腹部痛を訴える50歳代男性**

（出題・解説）山内哲司

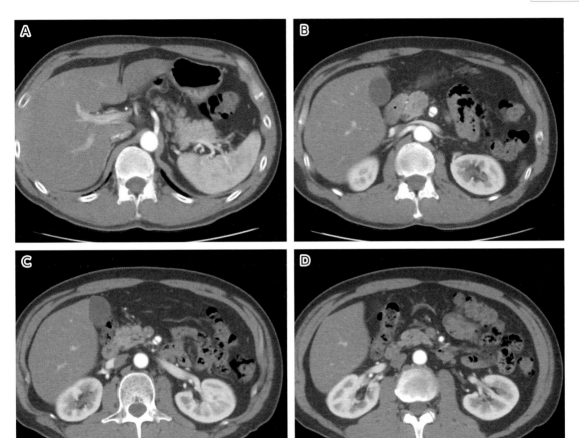

図1　来院時腹部造影CT（動脈相）軸位断像
A～D）頭側から順に，ランダムな4スライスを提示.

| 病歴 | **病歴**：50歳代男性．3時間前から強い上腹部痛を自覚して救急受診.
既往歴：特になし.
身体所見：体温36.2℃．心窩部を中心に，腹部全体に比較的強い自発痛あり．腹膜刺激徴候ははっきりせず.
血液検査：白血球の軽度上昇. |

| 問題 | **Q1：造影CT（図1）の所見は？**
Q2：診断は？
本症例はweb上での連続画像の参照を推奨します. |

Satoshi Yamauchi
（奈良県立医科大学 総合画像診断センター・教育開発センター）

web上にて本症例の全スライスが閲覧可能です.

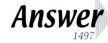
Answer
1497

ある1年目の研修医の診断	**解答**	**（孤発性）上腸間膜動脈解離**
上腸間膜動脈に解離がありそうですね．でも普段のCTと比べて，少し見えすぎじゃないですか？		**A1**：上腸間膜動脈に解離を疑うflapが確認される（図1▶）．偽腔，真腔ともに造影効果は良好． **A2**：上腸間膜動脈解離．

解説　　上腸間膜動脈は十二指腸から結腸までと広範囲の消化管を栄養する腹部の主要な動脈で，急性閉塞に至ると重篤な病態を生じうる．今回とりあげた孤発性上腸間膜動脈解離とは，上腸間膜動脈に限局した動脈解離のことをさし，大動脈解離に合併する上腸間膜動脈解離とは一般的に区別される．症状は本症例のように突然の腹痛が多いが，嘔吐や下痢など腸炎と紛らわしい症例もある．動脈の疾患であり，消化管そのものや腹膜にはすぐに炎症などが波及することがないため，特に急性期には腹膜刺激徴候が乏しい点も留意すべき特徴である．大半が原因不明で特発性とされるが，動脈中膜壊死（segmental arterial mediolysis：SAM）やMarfan症候群など，動脈壁の疾患が背景に隠れている可能性も考慮する．灌流域の虚血がある場合にはIVRによる血行再建術が考慮される．

　一般的に腹痛患者に対する画像診断はCTが多用され，大動脈解離と同様，本疾患でも単純CTで偽腔が三日月状の高濃度として認められる．また造影CTではflapと二腔構造が確認され診断に有用で，さらに灌流域である腸間膜の虚血の有無についても留意する必要があるが，当然ぼーっと画像を見ていると見逃しやすい小さな異常である．

　まず今回提示したCT画像は，撮影前から動脈解離を疑って，動脈が一番よく見えるタイミング（動脈相）で撮影したCTである．本疾患は，一般的に腹痛患者に対してよく撮影する造影CT（静脈相）ではかなり見にくい（図2▶）．だがすべての腹痛患者に対して動脈相を撮影すると過剰な被曝も問題となるため，検査前確率を意識する必要がある．身体所見や病歴などももちろん大事ではあるが，今回は超音波検査の有用性を紹介したい．CTなどと違って術者の技量により診断能に大きな差があるため，特に研修医は億劫になりがちだが，簡便で被曝の心配もなく，腹痛部位を確認しながら検査することが可能で，空間分解能に優れ，造影剤を使用しなくても血流を評価できる．このようなメリットが数多くあるため，ぜひとも諦めずに習得していただきたい（図3，4）．

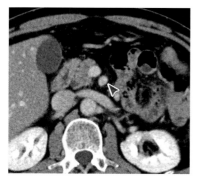

図1　来院時腹部造影CT（動脈相）軸位断像
上腸間膜動脈内にflapと思われる線状の構造が確認される（▶）．画像全体のなかでは異常所見がかなり小さいため，注意深い読影が求められる．

図2　造影CT（静脈相～平衡相）軸位断像
よく撮影される静脈相のCTでは，動脈相と比較してflapはかなり同定しにくい（▶）．異常所見も小さく，漫然と画像を見ているとこの所見に気づくのは容易ではない．

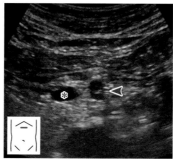

図3　腹部超音波画像（Bモード）軸位断
超音波では痛みの部位にプローブを当てると，上腸間膜動脈内にflapと思われる高エコー域が明瞭に描出される（▶）．
＊：上腸間膜静脈

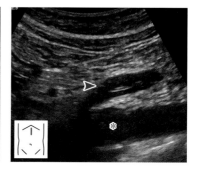

図4　腹部超音波画像（Bモード）矢状断
矢状断でも容易に観察可能で，こちらでも大動脈から分岐してすぐの上腸間膜動脈内にflapと思われる高エコー域が明瞭に描出される（▶）．
＊：腹部大動脈

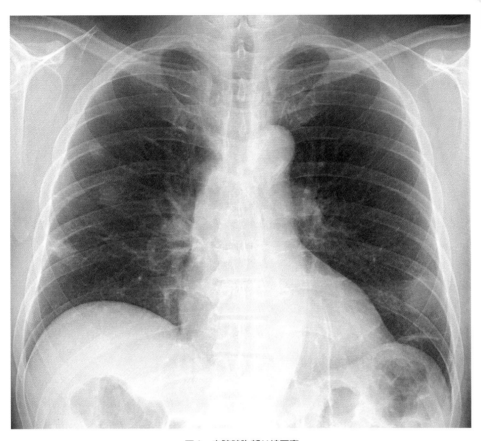

図1　来院時胸部X線写真

病歴	症例：50歳代男性．**主訴**：発熱，胸背部痛．
	既往歴：高血圧．**喫煙歴**：10本/日，20〜48歳．**吸入歴**：なし．**常用薬**：なし（降圧薬は自己中断していた）．
	現病歴：来院の3日前から発熱と左胸背部痛があり，徐々に悪化してきたため近医を受診した．強い痛みであり，急性大動脈解離などが疑われ，当院へ救急搬送された．
	身体所見：意識清明，体温39.0℃，血圧151/100 mmHg，脈拍数92回/分・整，呼吸数24回/分，SpO2 99 %（カヌラで酸素2 L投与下）．聴取できる範囲で呼吸音の異常はなし．
	血液検査：WBC 12,200/μL（Neut 80.8 %），Hb 15.0 g/dL，Plt 19.8万/μL．TP 6.7 g/dL，Alb 3.8 g/dL，BUN 11.7 mg/dL，Cr 0.72 mg/dL，AST 20 IU/L，ALT 20 IU/L，LDH 214 IU/L，CRP 15.50 mg/dL．D-dimer 0.8 μg/mL．

問題

Q1：胸部X線写真（図1）の所見と鑑別診断は？

Q2：どのような身体所見に注意して診察を進めるか？

Takeshi Kawanobe[1]，Hitoshi Tokuda[2]（1 JR東京総合病院 呼吸器内科，2 東京山手メディカルセンター 呼吸器内科）

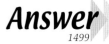

Answer
1499

敗血症性肺塞栓症（septic pulmonary embolism：SPE）

解答

A1： 不整形な大小の結節影が右中下肺野に3個，左下肺野に1個認められる（図1➡）．左下肺野の結節影は側壁側の辺縁が不明瞭であり，これは incomplete border sign（不完全辺縁徴候，図1➡）と呼ばれる所見で，胸膜に接する病変であることを示唆する．また右下肺野の結節影も胸壁に接しており，胸膜直下の病変と考えられる．3日間の急性経過で生じた発熱と胸背部痛であり，SPE を最も疑う．その他の鑑別として，多発血管炎性肉芽腫症，真菌感染症，腫瘍性疾患などもあげられるが，これらは経過が非常に急である点が合わない．

A2： SPE を起こす原因として，麻薬などの静注薬物の常用，血管内留置カテーテルや心臓ペースメーカー感染，感染性心内膜炎，Lemierre症候群，皮膚軟部組織感染症，歯性感染症など[1] があげられる．これらを示唆する上肢の注射痕，血管内留置物の有無，Osler 結節・Janeway 斑と心雑音，咽頭・頸部痛や頸部腫脹，皮膚軟部組織の感染，劣悪な口腔内環境などがないか注意して診察する．

解説 　敗血症性肺塞栓症（septic pulmonary embolism：SPE）とは，一次感染源となる肺以外の臓器から病原菌を含んだ塞栓物が血行性に散布され，肺動脈経由で肺血管に詰まることで肺梗塞や肺膿瘍を生じる疾患である．SPE の胸部X線写真は多発性結節影が典型的で，斑状影，浸潤影，空洞影，胸水貯留を認める場合もある．胸部CTではそれらの所見がより詳細に観察でき，特徴的な両側肺野末梢の多発性結節影（図2➡）のほかに，結節に引き込まれるように肺動脈が流入している feeding vessel sign（図2➡）を認める場合もある[1, 2]．

　SPEは前述のようにさまざまな原因で起こるが，本邦では麻薬などの静注薬物の常用は稀であり，近年は血管内留置カテーテルや心臓ペースメーカー感染による発症の増加が指摘されている[2]．また歯性感染症（虫歯や歯周病が原因で細菌性の炎症が周囲の組織まで波及する疾患）は文献上の報告数は少ないが，実臨床で遭遇する頻度はそれほど珍しくはない．診断は，血液培養を提出したうえで，これら一次感染源の検索をする．本例は重度の歯周病と多数の抜歯適応歯を認めており，その他の原因は認めず，歯性感染症によるものと診断した．口腔内感染部位，血液培養から起炎菌は同定できなかったが，一般に歯性感染症によるSPEは培養陽性率が低い[3] といわれている．

　歯性感染症によるSPEは予後良好[3] とされており，本例も抗菌薬投与と口腔内病変の治療により軽快したが，その他の原因の場合は必ずしも予後はよくない[1]．SPEは稀な疾患ではあるが，知っていれば診断はさほど難しくはない．早期に感染源を特定し治療することで治癒がめざせる疾患であるので，臨床医は本症の特徴的な胸部画像所見および臨床像を知っておくべきである．

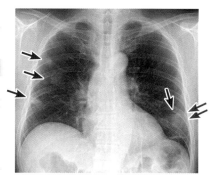

図1　来院時胸部X線写真

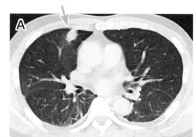

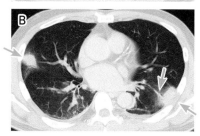

図2　胸部単純CT写真
A は B より頭側．

文　献

1）Ye R, et al：Clinical characteristics of septic pulmonary embolism in adults：a systematic review. Respir Med, 108：1-8, 2014（PMID：24183289）
2）佐野 剛，本間 栄：Septic pulmonary emboli. 呼吸，32：58-61，2013
3）Watanabe T, et al：Septic pulmonary embolism associated with periodontal disease：a case report and literature review. BMC Infect Dis, 19：74, 2019（PMID：30665352）

本コーナーはオンラインでもご覧いただけます：www.yodosha.co.jp/rnote/gazou_qa/index.html

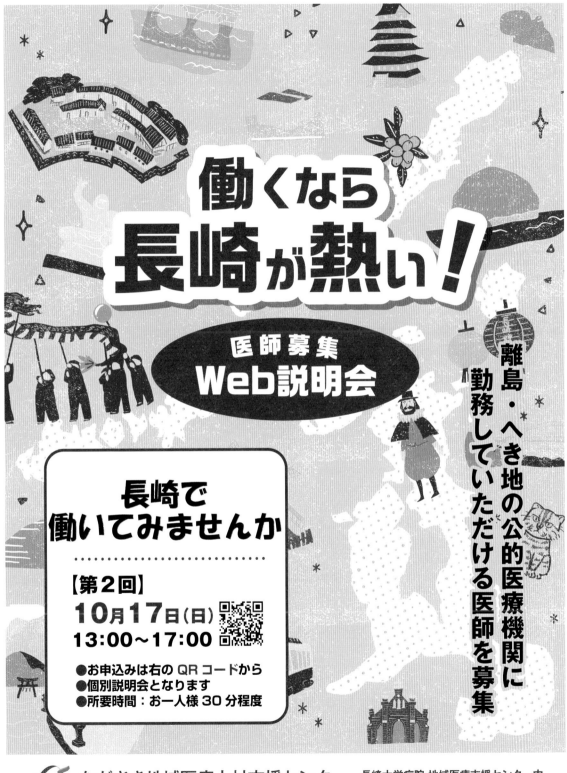

働くなら長崎が熱い！

医師募集 Web説明会

離島・へき地の公的医療機関に勤務していただける医師を募集

長崎で働いてみませんか

【第2回】
10月17日（日）
13:00〜17:00

●お申込みは右のQRコードから
●個別説明会となります
●所要時間：お一人様30分程度

ながさき地域医療人材支援センター
URL：https://ncmsc.jp/　MAIL：info@ncmsc.jp

長崎大学病院 地域医療支援センター内
〒852-8501　長崎市坂本1丁目7番1号
TEL：095-819-7346　FAX：095-819-7379

レジデントノート増刊

1つのテーマをより広くより深く

☐ 年6冊発行 ☐ B5判

レジデントノート Vol.23 No.11 増刊（2021年10月発行）

心不全診療
パーフェクト
シチュエーション別の考え方・動き方を身につけて心不全パンデミックに立ち向かう

新刊

編集／木田圭亮

☐ 定価 5,170円(本体 4,700円+税10%) ☐ B5判 ☐ 231頁
☐ ISBN 978-4-7581-1669-5

● 心不全診療における状況別の考え方・動き方を徹底解説
● どのタイミングで何をすべきかがわかり，先を見越した診療ができるようになる！
● 新しい治療薬やCOVID-19など「いま知りたい」トピックスも満載

本書の内容

第1章　救急外来での心不全
急性心不全のファーストタッチからセカンドタッチまでに考えること，やるべきこと/急性心不全の心エコーで考えること，やるべきこと/急性心不全のセカンドタッチからICU・CCU入室までに考えること，やるべきこと/COVID-19と心不全で知っておくべきこと

第2章　集中治療室：ICU・CCUでの心不全
ICU・CCU入室から48時間以内に考えること，やるべきこと/ICU・CCUでの合併症，次の一手で考えること，やるべきこと/急性期のリハビリテーションと栄養で考えること，やるべきこと

第3章　一般病棟での心不全
初回の心不全入院で考えること，やるべきこと/心不全入院をくり返している場合に考えること，やるべきこと/心不全患者の退院時サマリーで書くべきこと/不全の緩和ケアについて考えること，やるべきこと

第4章　外来での心不全
退院後の外来で考えること，やるべきこと/心不全疑いの初診外来で考えること，やるべきこと

第5章　心不全のその他のトピックス
心エコーレポートでチェックすべきポイント/心不全と心臓MRIで知っておくべきポイント/EFの保たれた心不全（HFpEF）で知っておくべきポイント/薬剤性心筋症で知っておくべきポイント/不整脈と心不全で知っておくべきポイント　他、4項目

あらゆる状況での対応のコツをつかみ，心不全パンデミックに備える

発行 **羊土社 YODOSHA**

〒101-0052 東京都千代田区神田小川町2-5-1　TEL 03(5282)1211　FAX 03(5282)1212
E-mail : eigyo@yodosha.co.jp
URL : www.yodosha.co.jp/

ご注文は最寄りの書店、または小社営業部まで

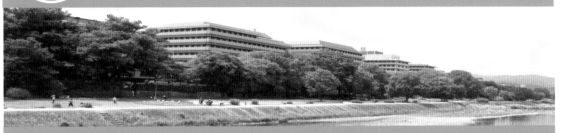
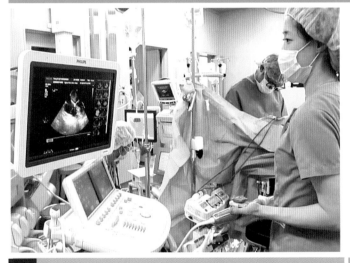
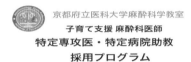
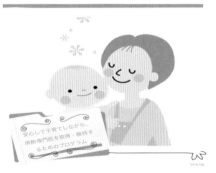

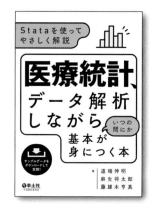

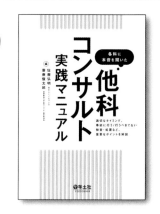
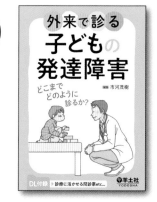

来場登録受付中！ 病院運営 EXPO 検索

第4回 病院運営 EXPO 東京

会 期：2021年 10月13日[水] ～ 15日[金] 10:00~17:00　　会 場：幕張メッセ

主 催：RX Japan 株式会社（旧社名：リード エグジビション ジャパン）　　共 催：（一社）日本病院会

後 援：厚生労働省、日本医師会、日本看護協会、日本薬剤師会 など 医療関連80団体

同時開催展：● 医療IT EXPO　● クリニック EXPO　● 次世代薬局 EXPO EXPO など 全8展同時開催

（順不同・法人格略）

本展は 製品導入・選定のための 展示会です

来場対象者
病院・クリニックの
- 理事長、院長
- 事務長、施設、総務
- 医療情報、システム
- 医師、看護師、技師

および
- 商社/ディーラー
…など

相談内容
◆ 新規取引先の開拓
◆ 新製品・新技術の売込み
◆ 導入相談
◆ 見積り・納期の打合せ
◆ 課題相談
…など

出展社
下記 メーカー、商社 など
- 病院設備
- 医療機器・衛生用品
- 感染対策・消毒・除菌
- 経営・業務支援システム
- オンライン診療
- 院内業務自動化
…など

実際に見て触れて、製品やサービスを比較検討できます

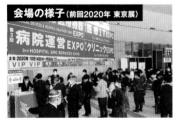

会場の様子（前回2020年 東京展）

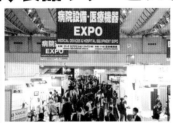

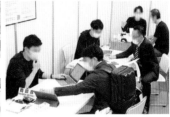

全80講演を開催　コロナ時代の経営戦略、感染症対策、報酬改定、AI活用 …など

◆ 講師 一部紹介（順不同）　　　　　　　　　　　　　　　　　　　　　事前申込制

日本病院会
会長
相澤 孝夫

養老研究所
養老 孟司

脳科学者
茂木 健一郎

予防医療普及協会
理事
堀江 貴文

元国務大臣
自民党総務会長代理／
参議院議員
片山 さつき

敬称略。都合により講師が変更になる場合がございます。また、掲載枠上 講師の所属・役職を省略している場合がございます。

<問合せ先> 主催者 RX Japan 株式会社（旧社名：リード エグジビション ジャパン）　展示会 事務局
TEL: 03-3349-8586　FAX: 03-3349-4922　E-mail: medical@rxglobal.com

詳細情報はこちら

豪華賞品が当たる!!

医師・医学生 アンケート実施中

9 羊土社

期間限定 2021年10月29日まで

ただいま,自宅環境を快適にする豪華賞品や小社のお役立ち書籍などが当たるアンケートを実施中.また,回答者全員にレジデントノート電子版バックナンバー・Gノート(特別電子版)・実験医学DIGITAL ARCHIVEのなかから1冊をプレゼントします!

A賞 (3種類・各1名様)

❶ SHARP
加湿空気清浄機
（KI-NS40）

より快適な自宅環境の充実に.
乾燥や花粉などが気になる
冬の季節に備えて,
お部屋に欠かせないアイテム!

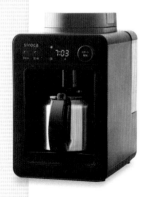

❷ シロカ
全自動コーヒーメーカー
カフェばこ

豆を入れ,水を注ぎ,あとスイッチを押すだけの全自動.
タイマー予約をセットして,
飲みたい時間にいつでも挽きたてコーヒーを楽しめます!

❸ 図書カード 10,000円分

※ 商品のお届け先は日本国内のみとさせていただきます. 日本国内でのお受け取りができない場合は, ご応募が無効となりますのでご注意ください.

B賞 (11名様) 羊土社おすすめ書籍セット

羊土社の人気書籍を厳選し, 2冊ずつセットにして
プレゼントします (全11セット：各1名様)

◉画像診断セット ◉ICUセット ◉薬セット など, 全11セット

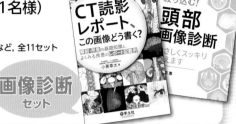

画像診断
セット

※1セットにつき1名様が当選となります
※各セットの詳細は羊土社ホームページ上にてご確認ください

H賞 (20名様) 「ひつじ社員」ぬいぐるみ

A賞・B賞にはずれた方のなかから抽選で20
名様に, 羊土社マスコット「ひつじ社員」のぬ
いぐるみをプレゼントします

※色はお選びいただけません.

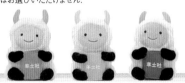

回答者全員プレゼント

回答者全員に対象書籍のなかからお好きな号の
電子版 (PDF) を1冊プレゼントします※1

レジデントノート
電子版バックナンバー
【対象号】 2017年4月号〜2018年3月号

実験医学
DIGITAL ARCHIVE
【対象号】 2018年1月号〜2018年12月号

総合診療の
Gノート (特別電子版) ※2
【対象号】 2019年2月号〜2019年12月号

どれか
1冊

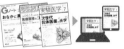

※1 羊土社HPで販売している電子版 (PDF) 形式でのご提供となります
※2 Gノートの電子版は羊土社HPで販売しておりません. 本アンケート限定の特別
　　提供となります

医師・医学生アンケート プレゼント応募要項

【応募期間】 2021年9月1日〜10月29日

【賞　　品】 A賞, B賞のうちご希望のものをプレゼントいたします. また, 各賞にはずれた方のなかから20名様に「ひつじ社員」
　　　　　　ぬいぐるみをプレゼントいたします. さらに, ご回答いただいた方全員に, 「レジデントノート電子版バックナンバー」
　　　　　　「Gノート (特別電子版)」「実験医学DIGITAL ARCHIVE」のうち1冊をプレゼントいたします.

【応募条件】 下記を必ずご確認のうえ, ご応募ください.
　　　　　　①アンケート回答・応募には「羊土社会員」にご登録いただく必要があります. ②ご回答時点で, 医師・医学生の方に
　　　　　　限らせていただきます. ③お一人様1回に限らせていただきます (※). ④アンケートの必須項目にすべてご回答いた
　　　　　　だいた方のみご応募いただけるようになります.
　　　　　　※小社にて複数のご応募と判断した場合は当選対象から除外させていただくことがございます. 予めご了承ください.

【当選発表】 当選者の発表は賞品の発送をもってかえさせていただきます.

ご応募・詳細は羊土社ホームページから
www.yodosha.co.jp/yodobook/q2021/

「羊土社会員」のご案内

羊土社会員にご登録いただきますと, 下記のような特典があります. ご登録は無料です.

◎ 書籍の付録・特典や会員限定のウェブコンテンツをご利用いただけます！
◎ 羊土社HPからの書籍の購入はもちろん, 「レジデントノート」「実験医学」バックナンバーの電子版 (PDF) のご購入も可能です！

ご登録・詳細はこちらから ➡ **www.yodosha.co.jp/webcustomer.html**

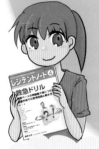
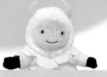
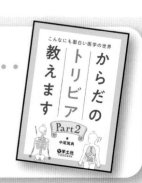

発行 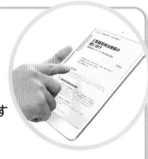 羊土社

大好評

定期購読者限定プラン!

レジデントノート **WEB版**

レジデントノート通常号（月刊）がWEBブラウザでもご覧いただけます

購入号の全文検索ができる！　　片手で簡単に使える操作系！

ページ拡大ツールで細かい図もよくわかる！

新刊・近刊のご案内

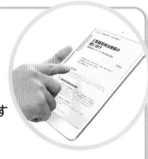

月刊　"実践ですぐに使える"と大好評！

11月号
(Vol.23-No.12)
呼吸困難の対応　考えて、動く！(仮題)
編集／武部弘太郎

12月号
(Vol.23-No.13)
敗血症患者を"一晩"診るために
必要な意思決定 (仮題)
編集／髙場章宏

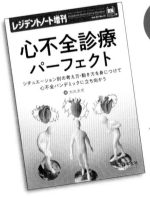

増刊　1つのテーマをより広く，より深く，もちろんわかりやすく！

Vol.23-No.11
(2021年10月発行)
心不全診療パーフェクト
編集／木田圭亮

→p.1502もご覧ください！

Vol.23-No.14
(2021年12月発行)
腎疾患の診察・検査
それって本当に使えるの？(仮題)
編集／谷澤雅彦

以下続刊…

随時受付！
右記からお申込み
いただけます

● お近くの書店で ➡ レジデントノート取扱書店 (小社ホームページをご覧ください)
● ホームページから ➡ www.yodosha.co.jp/
● 小社へ直接お申込み ➡ TEL 03-5282-1211 (営業)　　FAX 03-5282-1212

術中の全身管理を任された！

麻酔導入後から抜管まで、患者のわずかな変化も見逃さない
モニタリングのポイントとトラブル対応

特集にあたって

川口昌彦

1 麻酔科初期研修で何を学ぶの？

　初期研修では，1カ月の麻酔科研修を経験することが多いかと思います．麻酔科初期研修では，マスク換気，気管挿管，末梢静脈確保，動脈ライン確保などの基本手技に加え，基本的な全身管理を学習できます．期間が短いために，つい基本手技の習得のみになってしまう場合も少なくありません．しかし，麻酔科研修で学べる全身管理の基本は呼吸，循環，代謝，体液管理など重要なものばかりです．とはいっても何も勉強せずに麻酔科の研修に行くだけでは論理的で実践的な知識は身につきません．あらかじめ勉強し，シミュレーションすることで有意義な麻酔科研修を送ることができます．

2 麻酔維持は退屈ではない！

　麻酔導入で，モニター装着，静脈路確保，マスク換気，気管挿管，胃管挿入などを一通り終えるとホッとします．手術がはじまる前に，麻酔を深くして手術侵襲に備えます．いったん手術がはじまると，循環動態も安定し，特にすることがないような状況にみえます．特に，外科系で初期研修をしているときに，麻酔科医は麻酔維持で何をしているのかなと疑問に思うこともあるかもしれません．しかし，麻酔維持にこそ学習すべき多くのことが含まれています．

1）患者さんの状態をモニタリング

　心電図，血圧，酸素飽和度，呼気終末二酸化炭素分圧，体温，麻酔深度，筋弛緩などを絶え間なくモニタリングします．これに加え，視診，触診，聴診など五感を使って患者さんの変化をとらえます．重症例などでは，これらの基本モニターに加え，非侵襲的心拍出量モニター，肺動脈カテーテル，経食道心エコーなども使用します．手術中は，これらのモニターを常にチェックし，少しの変化でも察知する必要があります．

2）手術侵襲の変化をモニタリング

　常に手術操作を観察することが重要です．痛み刺激の変化，出血などはないか？ 手術操作で心臓血管系への影響はないか？ 体位の変化はないか？ などを確認します．これらの変化は循環や呼吸の状態に影響を及ぼすことが多々あります．手術操作や患者さんの変化，また手術室全体の動きをみながら，状況を常に把握しておく必要があります．

3）起こりうる危険を予測

　術前の患者さんの状態，手術操作の状況などにより，予想される危険は各患者さんや術式によって異なります．どのような事象が起こりうるのかを予測することは重要です．また，軽微な変化や予兆を見逃さないことが重要です．早期であれば重大な合併症の発生を回避できることが多いからです．

4）イベント発生時の対応をシミュレーション

　常に起こりうるイベントを予測し，発生した場合に何をするかのシミュレーションをしておくことが重要です．各症例で起こりやすい事象や，どんな症例でも稀に発生するアナフィラキシーショックや局所麻酔薬中毒などもその一例です．勉強しておくことはたくさんあります．

5）イベント発生時に対応する

　麻酔中にイベントが発生した場合，患者さんの状態は急速に変化しますので，迅速な対応が必要となります．もちろん指導医の指示に従いますが，ある程度シミュレーションしていると，どのようなタイミングで何をするのかが理解しやすくなります．この体験が次回のイベント発生時の大変よい勉強になります．

3 本特集のねらい

　本特集では，"研修医が知っておくべき術中麻酔管理のポイント"として，麻酔導入後の麻酔維持から抜管までの間で注意すべきことや，起こりうるイベントやその予防策，発生時の対応などを解説いただいています．具体的な症例呈示もあるので，どのタイミングで何をするか，何が予兆なのかも勉強してもらえればと思います．短い初期研修を最大限に活かすために，あらかじめイベント発生とその対応のシミュレーションをしておくことで，実りの多い麻酔科研修が実施できるのではと思います．さらに，本特集が麻酔維持だけでなく，一般臨床における患者管理の一助にもなれば幸いです．

Profile

川口昌彦（Masahiko Kawaguchi）
奈良県立医科大学 麻酔科学教室 教授
専門領域：周術期管理，神経麻酔
術前・術中・術後管理からなる多職種による周術期管理で患者さんのアウトカム改善をめざしています．

麻酔深度のみかたと モニタリング

讃岐美智義

① 麻酔深度モニターの評価項目と脳波波形のみかたをおさえよう

② 睡眠紡錘波（背が高く幅の広いα波）が連続して表示されれば，全身麻酔が適正に保たれていると考えられる

③ BIS値・PSi値のみを盲信するのではなく，脳波波形をあわせて確認する習慣をつける

1 麻酔深度モニターの種類と読み方

1）モニターの評価項目

　手術中の麻酔深度モニター[1] は，脳波波形に基づいて鎮静評価の数値（BIS値，PSi値など）を表示するしくみをもち，処理脳波モニター（以下，処理脳波）と呼ばれています．わが国では，BISモニター（日本メドトロニック），SedLine®（マシモジャパン）などが発売されており，鎮痛（抗侵害受容）・鎮静・筋弛緩を別々の薬剤で行う全身麻酔では，鎮静度（無意識の程度）を監視するために必要不可欠なモニターです．

　BISモニター（図1）には，BIS値，SR値，EMG，SQIが数値として表示されます．BIS（bispectral index）値は麻酔深度（鎮静度）の指標で，適切な全身麻酔状態であれば40〜60になります（表1）．SR（suppression ratio）は，直近60秒間で脳波波形が出なかった割合（%）を表示します．通常は0で，脳波が60秒間ずっと平坦な場合には100%となります．EMGは筋電図の強度を表示します．SQI（signal quality indicator）は脳波信号の強度（信号の信頼性）を表示します．SQIが低下しているとBIS値は不正確です．

　SedLine®（図2）は，PSi値，SR値，EMG，SEF95，ARTFが表示されます．BIS値に相当するのはPSi値（Patient state index，患者状態指標）で，適切な全身麻酔状態であれば

25〜50になります（表2）．SRは，BISモニターと同様です．EMGは筋電図の強度を表示し，ARTFはアーチファクトの強度を表示します．DSA（density spectral array）という周波数別のスペクトログラムを表示できるため，どの周波数の脳波成分が含まれているかがわかります．DSAは，左右の脳波をモニターします．

2）脳波は何の活動をみているのか？

脳波は，頭部表面に電極を貼付（穿刺）し，微弱な大脳皮質の電気信号を増幅して記録したものです．したがって，大脳皮質の機能や状態に関連し，意識レベルなど脳活動と連動

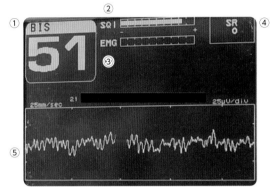

図1 BISモニター
① BIS値：麻酔深度（鎮静度）の指標，② SQI：脳波信号の強度（信頼性），③ EMG：筋電図の強度，④ SR：直近60秒間で脳波波形が出なかった割合（%），⑤ 脳波波形

表1 BISモニター：BIS値のみかた

BIS値	状態
100	完全覚醒
80〜99	覚醒の可能性あり
70〜80	強い侵害刺激に反応
60〜70	浅麻酔，健忘
40〜60	中等度麻酔，意識なし
< 40	深い麻酔状態
0	平坦脳波

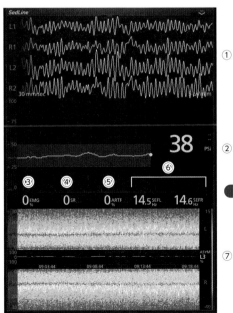

図2 SedLine®
① 脳波波形
② PSi値：麻酔深度（鎮静度）の指標
③ EMG：筋電図
④ SR：直近60秒間で脳波波形が出なかった割合（%）
⑤ ARTF：アーチファクトの強度
⑥ SEF（spectral edge frequency）：95%のパワースペクトラムがこの周波数以下に収まる数値（SEFL/SEFR：左側SEF/右側SEF）
⑦ DSA：周波数別のスペクトログラム

表2 SedLine®：PSi値のみかた

PSi値	状態
> 50	軽い鎮静 / 麻酔レベル（覚醒の可能性）
25〜50	全身麻酔 / 鎮静至適レベル
< 25	深麻酔状態（覚醒・回復遅延の可能性）

して変化すると考えられます．脳活動が増加するほど，周波数の高い波（速波）が増加し，活動が低下すると周波数の低い波（徐波）が増加します．脳波は微弱な電気信号の増幅であるため，1つの電極の検出対象範囲にある**数百万個の神経細胞の電位変動の総和を検出していると考えられています**[2]．

　国際10-20法と呼ばれる脳波電極の装着法では21個の電極を使用しますが，全身麻酔中に用いる処理脳波は前額部の電極2ch（BISモニター）や4ch（SedLine®）のみで解析を行っています．つまり，**処理脳波では前頭部の脳波のみから，BIS値，PSi値を決めています**．このことは，前額部の小さな穴（電極）から前頭部の脳活動を覗いているようなものです．また，覚醒状態ではα波（10 Hz前後の成分）は後頭部に優位に出ますが，麻酔深度が適切な状態になるとα波が優位に前頭部に出るため，全身麻酔時に現れる特徴的な変化（α波とδ波の増強：後述）が前額部で捉えやすいからと考えられます．

3）脳波はどのような形をしているのか？

　脳波波形（図3）は波の速度によってα波，β波などの名前がついています．**速度は，1秒間に何個の波があるかという周波数（Hz）で表現します**．1 Hzは1秒間に波が1個，10 Hzは1秒間に波が10個あることになります．Hzの数値が大きいほど速い波（速波）であり，Hzが小さいほど遅い波（徐波）です．β波（13〜30 Hz）が最も速い波で，δ波（0.5〜4 Hz）が最も遅い波です．α波（8〜13 Hz）とθ波（4〜8 Hz）がその中間の速度の波です．波の速さの順にα，β，δ，θと並んでいないのは発見された順ではないかと考えられま

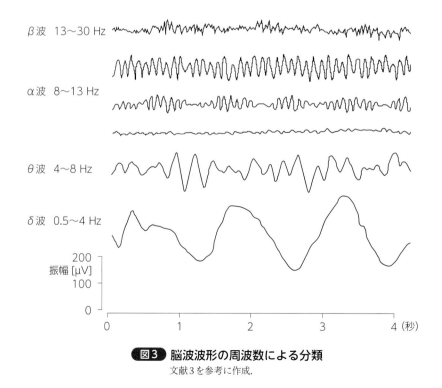

図3 脳波波形の周波数による分類
文献3を参考に作成．

す．速波は1つずつの波の幅が狭く，徐波は波の幅が広いと覚えてもよいでしょう．また，脳波の振幅（縦方向の波の大きさ）は，速波は低く，徐波では大きいという特徴があります．

2 麻酔深度と脳波波形

　全身麻酔を行うと処理脳波のBIS値やPSi値（以降，BIS値として解説します）は低下していきます．全身麻酔をどんどん深くするとBIS値が低下し，最終的には0になります．そのときの脳波は，図4のように変化します．麻酔が深くなれば，速波から徐波になります．1つずつの脳波の幅に注目すれば，幅が狭い波から広い波になり，最後には平坦になります．振幅（波の高さ）はどうでしょうか．速波のときには，背が低い（低振幅）ですが，適正な麻酔の深さ（BISが40〜60）になると，α波やδ波が出現します．これらの振幅は非常に大きく高振幅です．そこからさらに麻酔が深くなる（BIS値が小さくなる）と背の低い波（低振幅）になり，最後は平坦な波（BIS＝0）となり振幅はなくなります．

　これを説明するためには，脳の活動が複数の細胞から形成されていることを考えればよいでしょう（図5）．覚醒時や眠りが浅いときには，それぞれの脳細胞はバラバラに活動をしている（同期していない）ため，波形を重ね合わせても，背が低く幅の狭い波が横に並んでいますが，ノンレム睡眠の第2相くらいのレベルになる（睡眠レベルが深くなる）と，脳細胞の興奮は同期してきます．そのときの波形を重ね合わせると，背が高く幅の広いα波（**睡眠紡錘波**）が記録されます．さらに眠りが深くなれば，個々の細胞の活動が抑制されるため，活動電位が非常に低くなり平坦になります．平坦な波はいくら重ね合わせても

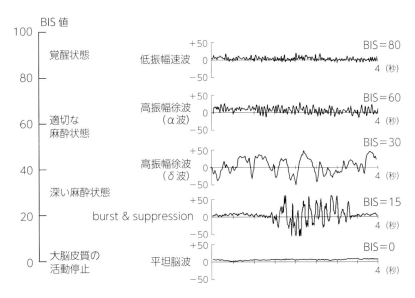

図4 BIS値と脳波波形
文献4より引用.

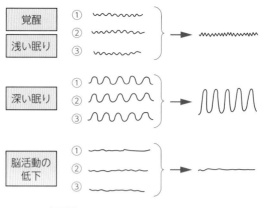

図5 脳活動と波形の成り立ち
文献5を参考に作成.

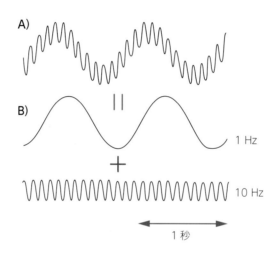

図6 全身麻酔中の脳波の構成
全身麻酔中の脳波は，δ波とα波を合成した形になっている.
文献6を参考に作成.

平坦です．したがって，背が高く幅の広い波（睡眠紡錘波：小─大─小のようにα波が連続して連なる）が，前額部で全身麻酔中に安定して検出されれば，麻酔は適正な状態に保たれていると考えられます．

　睡眠紡錘波は全身麻酔中の至適レベルの判定に重要です．全身麻酔で至適な麻酔深度であるときのBIS値は40～60，PSi値は25～50です．波の形が数値相当になっていることを確認します．つまり，α波とδ波が混在している波形があることが重要です．

　全身麻酔中に至適レベルの脳波波形は**図6A**のような形をしており，**図6B**のδ波（約1 Hz）とα波（約10 Hz）を合成した形になっています[6].　"複数の指のような波の基線が大きく揺らいでいる" というイメージです．

3 麻酔深度の調節法

　レミフェンタニル発売以来，バランス麻酔として鎮痛，鎮静，筋弛緩の3要素を意識した麻酔が容易になりました．しかし，レミフェンタニルの高用量持続投与では，脳波が徐波化しBIS値やPSi値は低下します[7]．特にレミフェンタニルでは血中濃度 10 ng/mL 以上の高用量投与が問題となります．また，レミフェンタニルの高用量投与に伴い静脈鎮静薬であるプロポフォールや吸入麻酔薬は減量される傾向にあります．この場合には脳波は平坦化し，適切な麻酔時にみられる睡眠紡錘波は消えてしまいます．

　麻酔薬をタイトレーションするには，**睡眠紡錘波が消えないようにレミフェンタニルなどのオピオイド鎮痛薬と静脈麻酔薬・吸入麻酔薬などの鎮静薬を調節する**必要があります．また，静脈内投与のオピオイドや鎮静薬は，薬物の投与速度が同じでも心拍出量の変化や血管内容量の変化によって血中濃度が変化します．心拍出量の低下，低血管容量ではレミフェンタニルの血中濃度やプロポフォールの血中濃度が上昇し深麻酔となりやすくなります．貧血や低アルブミン血症などでも同様です．バランス麻酔においては，バイタルサインの変動のみだけで麻酔薬の投与を調節することは難しいため，脳波モニタリングにより静脈麻酔薬を調節する必要性があります．脳波は脳の電気活動をリアルタイムに把握するツールであり，覚醒や入眠だけではなく，脳が反応していない（脳波活動が乏しい）状態についても評価が可能です．

4 麻酔深度モニター異常値の対応

● BIS値が異常数値を表示する病態

　BIS値が異常に低下したり，波形と見合わない数値を表示する病態が多数報告[8, 9]されています．図7は同じBIS値にもかかわらず，患者の状態が異なる例です．BIS値だけでなくPSi値でも同様です．

　その他，N_2Oやケタミン，ベンゾジアゼピン系薬剤では，麻酔が深くなると逆に数値が上昇します．また，電気製品の影響でノイズが混入しBIS値が上昇することや，**低血糖，低血管容量，低酸素，低体温，心停止ではBIS値が低下する**ことが知られています．BIS値が異常に低くなると，脳波に心電図が混入すること，筋弛緩薬を投与するとBIS値が低下するということも広く知られています[8]．

　これらのことから，BIS値のみを妄信するのではなく，脳波波形もあわせて確認する習慣をもつことが全身麻酔中の麻酔深度のモニタリングには重要です．

　特に，BIS値やPSi値の低下がみられた場合には，脳波波形が平坦化していないかどうか注意を払う必要があります．**平坦化していれば脳波活動の減弱としてとらえ，深麻酔以外に，低血糖，低血管容量，低酸素，低体温などの患者状態の悪化を念頭におくべきです．**

A) BIS＝25程度の波形（burst and suppression）

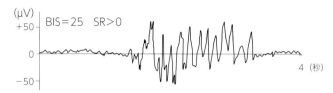

B) 麻酔が浅い状態で手術侵襲を加えたときの波形（paradoxical arousal）

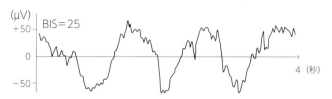

図7 同じBIS値でも波形が違う（状態に違いがある）

A）は，burst and suppressionといって明らかに麻酔が深いことを表す．burstという激しい波の部分とsuppressionという平坦な部分が混在している．B）は，麻酔が浅いときに出る大きなδ波と速波の組み合わせになっている．どちらもBIS＝25だが，状態が全く異なる．巨大δ波は，脳幹由来の波形と考えられる．A）の場合には，麻酔が深いので麻酔薬を減量する必要があり，B）では麻酔が浅いので麻酔薬は増量する必要がある．
文献5より引用．

5 術中覚醒・深麻酔とアウトカム

　　処理脳波モニターは，全身麻酔の開始前から装着します．現在では術中覚醒の予見だけでなく，深麻酔を避けるために活用します．かつては，術中覚醒の発見を目的に使用されていましたが，現在では術後せん妄の予防という観点から，深麻酔を監視するという位置づけになりました．ヨーロッパ麻酔学会による術後せん妄に関するガイドラインでは，術中の脳波モニターによる深麻酔の監視が推奨されています[10]．深麻酔，すなわち麻酔（無意識のレベル）が深すぎるというのは，術中だけではなく術後の覚醒状態に影響します．

　　術中覚醒は，一般的には術中（手術が行われている間）に発生すると考えがちですが，最近のイギリスからの報告（NAP5）では[11]，麻酔維持中よりもむしろ麻酔導入中に起きやすいことが指摘されています．具体的には，麻酔導入薬を投与した後，麻酔維持薬の投与開始が遅れると，鎮静が十分ではない状態となり覚醒します．すなわち，麻酔導入薬と麻酔維持薬の切りかえ中に発生するということです．また，麻酔覚醒途中でも術中覚醒を起こすことがあると指摘されています．したがって，全身麻酔開始前から脳波センサーを装着して，脳波の監視の下に麻酔を行うことが推奨されます．筋弛緩薬の投与のみでも，BIS値が60以下に低下する症例[12]も知られており，脳波波形に見合ったBIS値やPSi値などの数値になっていることを確認する必要があります．さらにいえば，麻酔科医は睡眠紡錘波を出し続けるように麻酔薬投与を行うだけでなく，適正な麻酔状態が継続できるような全身管理を行うべきです．

おわりに

　麻酔中の意識や麻酔薬に対する脳の反応性に関しては，脈拍や血圧を監視するだけでは
わかりません．BISモニターやSedLine®などの処理脳波が必要です．その場合でも，BIS
値やPSi値を過信せず，あくまでも脳波波形やDSA表示をみるべきです．これまでは術中
覚醒や麻酔覚醒までの時間のみに焦点があてられてきましたが，術後せん妄予防の観点な
どからも，今日では深麻酔を避けることが重要視されています．SRが出現すれば，麻酔
（鎮静レベル）が深すぎるか，脳虚血の可能性を考えるべきです．血圧や脈拍の変動のみで
麻酔深度を類推していた時代から，脳波モニタリングにより全身麻酔中の脳の電気活動を
指標に麻酔効果を考える時代に変わっています．全身麻酔中には，術中覚醒だけでなく深
麻酔を避けるためにも脳波モニターを正しく活用することが大切です．

引用文献

1）讃岐美智義：モニターと検査のポイント．「麻酔科研修チェックノート 改定第6版」（讃岐美智義／著），pp136-142，羊土社，2018

2）良峯徳和：脳波の謎 リズムとその存在理由．経営情報研究（多摩大学研究紀要），21：93-100，2017

3）「Bioelectromagnetism」（Malmivuo J & Plonsey R, eds），p373, Oxford University Press, 1995

4）山中寛男, 他：麻酔脳波モニターを理解しよう 第2回 BISモニターの原理と限界．LiSA，12：1168-1176，2005

5）「やさしくわかる！麻酔科研修」（讃岐美智義／著），学研メディカル秀潤社，2015

6）上山博史：覚えておきたいモニタリング基礎知識 体温・神経・筋モニター 処理脳波（BISモニターなど）．「OPE NURSING 2016年秋季増刊号」（讃岐美智義／編著），pp43-47，2016

7）Egan TD, et al：The electroencephalogram（EEG）and clinical measures of opioid potency: Defining the EEG-clinical potency relationship（'fingerprint'）with application to remifentanil. Int J Pharm Med, 15：11-19，2001

8）Dahaba AA：Different conditions that could result in the bispectral index indicating an incorrect hypnotic state. Anesth Analg, 101：765-773, 2005（PMID：16115989）

9）Muhlhofer WG, et al：Burst-suppression ratio underestimates absolute duration of electroencephalogram suppression compared with visual analysis of intraoperative electroencephalogram. Br J Anaesth, 118：755-761, 2017（PMID：28486575）

10）Aldecoa C, et al：European Society of Anaesthesiology evidence-based and consensus-based guideline on postoperative delirium. Eur J Anaesthesiol, 34：192-214, 2017（PMID：28187050）
　　↑術後せん妄に関するガイドライン．

11）Pandit JJ, et al：5th National Audit Project（NAP5）on accidental awareness during general anaesthesia: summary of main findings and risk factors. Br J Anaesth, 113：549-559, 2014（PMID：25204697）

12）Schuller PJ, et al：Response of bispectral index to neuromuscular block in awake volunteers. Br J Anaesth, 115 Suppl 1：i95-i103, 2015（PMID：26174308）

Profile

讃岐美智義（Michiyoshi Sanuki）

国立病院機構呉医療センター・中国がんセンター 麻酔科
麻酔科の世界は脳波モニタリングをはじめとする神経モニタリングに
より新たなステージに入っています．まずは，基本である脳波モニタ
リングをマスターして，新たな麻酔科の魅力を実感してください．

筋弛緩モニターの使い方と
トラブルシューティング

林 浩伸

① 筋弛緩薬の使用時には筋弛緩モニターを使用する

② 筋弛緩モニターの視覚，触覚による主観的評価は正確性に劣るため，加速度感知型
筋弛緩モニターによる客観的評価法を用いる

③ 術後残存筋弛緩を回避するために抜管前にはTOF比＞1.0に回復させておく

はじめに

　　筋弛緩薬は気管挿管に伴う有害反射の抑制，術野の不動化，気腹中の術野確保などに使用される重要な全身麻酔関連薬剤です．その一方で，筋弛緩薬への感受性は個体差が大きいため経験と勘だけに頼って使用すると想定外に筋弛緩レベルが過不足し，その結果，術中の予期せぬ体動，術後の残存筋弛緩による呼吸トラブルを招いてしまいます．手術中の筋弛緩レベルを正確にコントロールし，抜管以降では筋弛緩薬を残存させないために筋弛緩モニターの併用は必須です．そのために筋弛緩モニターのしくみを理解し，正しく装着し，得られた結果を正しく解釈しましょう．

1 筋弛緩薬の特徴と使用法

　　筋弛緩薬は筋弛緩作用を得る機序によって脱分極性と非脱分極性に分類され，日本で使用できるのはそれぞれスキサメトニウムとロクロニウムです．

1）スキサメトニウム

アセチルコリンのように，神経筋接合部でシナプス終板に存在する筋型ニコチン性アセチルコリン受容体に結合し脱分極させます．アセチルコリンと異なり，コリンエステラーゼで分解されにくいので脱分極が持続し，Na^+チャネルが不活性状態となり活動電位が発生しなくなります．筋線維束攣縮に続いて筋弛緩作用を発現し，7〜12分で筋力が回復します．

2）ロクロニウム

筋型ニコチン性アセチルコリン受容体に競合的に結合し，アセチルコリンの作用をブロックすることで筋弛緩作用を発現します．挿管用量は0.6〜0.9 mg/kgとされ，セボフルラン麻酔下での持続時間はそれぞれ0.6 mg/kgで53.4 ± 36.9分，0.9 mg/kgで73.4 ± 20.5分であり[1]，患者間の個体差に影響されるので標準偏差が大きくなります．追加投与は0.1〜0.2 mg/kgのボーラス投与，または7 μg/kg/分程度の持続投与が推奨されますが，実際には筋弛緩モニターで評価しながら調節します．

2 筋弛緩モニターの必要性

筋弛緩薬に対する感受性は個人差が大きいです．高齢者（70〜90歳）と若年者（18〜50歳）での術後残存筋弛緩の発生頻度を比較すると，高齢者で有意に高率であり（57.7 ％ vs 30.0 ％，$p < 0.001$），残存筋弛緩に関連した合併症（気道閉塞，低酸素血症，肺合併症，術後集中治療，入院期間の延長）が多くなります[2]．また乳幼児も筋弛緩薬に対する感受性が高く，その理由は神経筋接合部の未熟性のためです．麻酔薬との関連は，プロポフォールよりも吸入麻酔薬によって筋弛緩作用が増強され，デスフルラン＞セボフルラン＞プロポフォールの順です[3]．ほかにも体格，肝腎機能，基礎疾患などにも影響されるため，筋弛緩モニターを使用しないで筋弛緩薬を投与すると，想定外な筋弛緩レベルの過不足に陥ってしまう危険性があります．**筋弛緩モニターを血圧測定や心電図モニターのように麻酔管理のための日常的モニターとして認識すべきです．**

3 筋弛緩モニターの使用法

筋弛緩モニターは，末梢神経への電気刺激後にその支配筋で誘発された反応を評価することで筋弛緩レベルを推定できます．筋反応の評価方法には，視覚または触覚による主観的評価法と機器を使って加速度や筋電位などを測定する客観的評価法がありますが，主観的評価法は筋弛緩からの回復を評価するには正確性に劣るため，客観的評価法で確認しましょう．なお，簡便性から加速度感知型筋弛緩モニター（acceleromyography：AMG）による客観的評価が広く使用されています．

1) セッティング

❶ 電気刺激

① 刺激電極の位置

電気刺激の標的となる末梢神経の位置を確認し，酒精綿で擦って皮膚電気抵抗を下げてから一対の表面電極（陽極，陰極）を皮膚上に貼り付けます．通常，刺激電極を手関節部の尺骨神経上において，母指内転筋から記録するパターンが使用されます．陽極（赤または白）と陰極（黒）の両極とも標的末梢神経の上に置き双極刺激とします．陰極直下では神経上に負の電荷が集積し，その部位で軸索の脱分極が起き，神経の興奮がはじまります．逆に，陽極直下では神経の過分極が起き，神経伝導が妨げられます．したがって，陰極を末梢側（筋反応の導出側）に置き，そこから2〜3 cm中枢側に陽極を置きます（図1）.

② 刺激の強さ

刺激の持続時間が長いほど，刺激強度が高いほど神経は強く刺激されます．神経に含まれる軸索全体を興奮させるような，それ以上刺激を強くしても得られる筋反応が大きくならないような刺激を最大刺激といいます．実際は，刺激ごとの変動を少なくするために最大刺激よりも20％程度強い最大上刺激を用います．最大上刺激に必要な電流には個人差があるので，個々の患者さんで設定する必要がありますが，おおよそ50〜60 mAです．

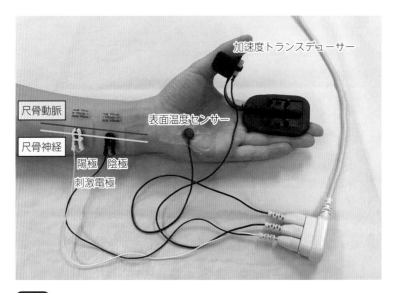

図1　AMG の装着

尺骨神経を刺激し母指内転筋での反応を記録する．刺激電極は尺骨動脈の外側に沿って走行している尺骨神経上に陰極を末梢側，2〜3 cm離して陽極を中枢側にして貼り付ける．加速度トランスデューサーは母指の内側に固定するが，ハンドアダプターを使用すると安定した記録ができる．測定筋の温度が低下すると筋反応が小さくなる．筋温測定の代用として表面温度センサーで皮膚温を測定する（写真はTOFウォッチ®）.

❷ 記録

本来，力感知トランスデューサーで筋力を直接的に測定するのが理想的ですが，力感知型筋弛緩モニター（mechanomyography：MMG）は機器自体が大きい，セッティングと使用法が煩雑，値段が高額，測定対象筋が母指内転筋と短母趾屈筋に限られるという問題があるので臨床使用には不向きです．現時点では，AMGのTOFウォッチ®が最も普及しています．

① 加速度感知型筋弛緩モニター（AMG）

ニュートンの法則〔力（F）＝質量（m）×加速度（a）〕にあてはめると，母指内転筋収縮力（F）＝母指質量（m）×母指内転加速度（a）となります．母指の質量は一定であるため母指内転筋収縮力と母指内転加速度の変化率は同じとみなせます．つまり，力感知トランスデューサーで測定する筋の収縮力の代わりに，加速度を用いることができるという原理です．しかし実際には，MMGとAMGの結果にはズレがあるので研究論文を読むときには測定方法に注意して読む必要があります（「**ここがピットフォール**」参照）．

② 筋電図モニター（electromyography：EMG）

筋反応は表面電極または針電極を用いて筋電位として記録されます（図2）．表面電極で導出される電位は複数の線維の活動を総合した結果として記録されるので，複合活動電位と呼ばれます．EMGによる筋弛緩レベルは，運動誘発電位などの術中神経伝導検査で使用される特殊な大型機器で測定・評価され，MMGとよく相関します[4]．

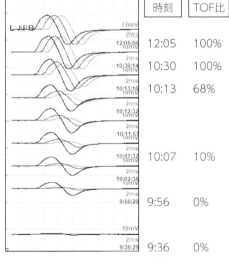

時刻	TOF比
12:05	100%
10:30	100%
10:13	68%
10:07	10%
9:56	0%
9:36	0%
8:53	ロクロニウム 30 mg 投与

図2 EMGによる筋弛緩レベルの評価
72歳，女性，140 cm，55 kgに対して8時53分にロクロニウムを30 mgボーラス投与し，その後は追加投与しなかったときの，筋電図によるTOF比（後述）の経時的変化を表している．

2）基本的な刺激パターン

❶ 単刺激

　　単一の刺激を与えます．電気刺激の持続時間は，TOFウォッチ®の初期設定では0.2ミリ秒ですが十分でない場合には0.3ミリ秒に変えることができます．麻酔導入における就眠後の筋弛緩投与前での測定値を100％（基準値）として，筋弛緩投与後の測定値の変化率（T1％）を評価できます．

❷ 4連刺激 (train-of-four：TOF)

　　0.5秒おきに4回連続して単刺激を与えます．TOF比とは，第1反応（T1）から第4反応（T4）までの反応が検知できる，比較的浅い筋弛緩状態でのT4/T1のことです．T1を検知できるもののT4が検知できない場合は，TOFカウントで表現します（図3）.

❸ ポスト・テタニック・カウント (post-tetanic cound：PTC)

　　T1を検知できない深い筋弛緩状態で用います．テタヌス刺激（50 Hz，5秒間）の3秒後に1Hzの単刺激を15回与え，検知できた反応の回数で評価します.

症例：TOF比0.9で抜管してもいいですか？

　　変形性膝関節症に対して人工膝関節置換術を予定された70歳，女性（161 cm，62 kg）．麻酔導入でロクロニウム（エスラックス®）50 mgを投与し，185分後に手術終了した．TOF比が0.90であった（図4）ので筋弛緩拮抗薬を使用せずに抜管し，フェンタニル25 μg/時でiv-PCAでの術後鎮痛を行ったところ病棟へ帰室後しばらくして呼吸停止した（「ここがピットフォール」を参照）.

🔔 ここがピットフォール：TOF比0.9が TOF比0.78？

　　MMGで得られるTOF比は正確かつ再現性があり，研究論文でのgold standardとみなされてきました．筋弛緩薬非投与下でMMGでのTOF比は0.9～1.0となりますが，AMGでは1.0以上（おおよそ1.05～1.15）になります．この現象がTOF比の解釈をややこしくさせます．もし，症例の筋弛緩薬非投与下におけるAMGでのTOF比が1.15なら，抜管前TOF比が0.9であっても実際にMMGで測定するとTOF比0.78となり筋弛緩薬が残存していることになります．したがって，この症例では筋弛緩拮抗薬のスガマデクスを投与してTOF比＞1.0に回復させておくべきでした．さらに麻薬性鎮痛薬を投与したことで呼吸抑制が重なりアシドーシスとなり筋弛緩作用が増強されたのかもしれません.

A

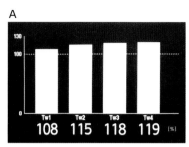

B

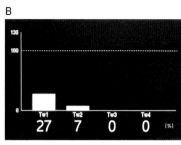

C

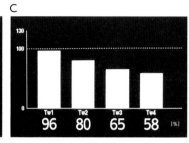

図3 AMG（TOFウォッチ®）によるTOFテスト

麻酔導入でロクロニウム50 mgを投与し，その後に追加投与しなかった場合の筋弛緩レベルの回復経過．A）ロクロニウム投与前，B）ロクロニウム50 mg投与74分後，C）ロクロニウム投与91分後．TOFカウントは4連刺激に対する反応数のことで，BではTOFカウントは2である．

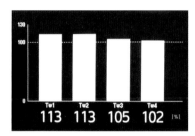

図4 症例：手術終了時のTOFテスト

TOF比：102 ÷ 113 = 0.90

表1 電気刺激のターゲットとなる末梢神経と筋の組み合わせおよび特徴

神経	筋	特徴
尺骨神経 （手関節部）	母指内転筋	・気管挿管に必要な筋（呼吸筋）よりも作用発現と回復が遅い 　→挿管のタイミングには不適
脛骨神経 （足関節部）	短母趾屈筋	・母指内転筋より作用発現は遅く，回復は早い 　→十分な回復の評価には不適
顔面神経	皺眉筋，眼輪筋	・筋の直接刺激に注意（「ここがポイント」参照） ・筋弛緩薬への反応が呼吸筋と類似 　→挿管のタイミングには適するが，十分な回復の評価には不適

4 母指内転筋で筋収縮が得られない場合の対応

　術野，体位，外傷が原因で，尺骨神経－母指内転筋が使用できない場合や母指内転筋でうまく筋収縮が得られない場合は，下肢，顔面でのモニターもできます．ただし，各筋の筋弛緩薬に対する感受性が異なります（**表1**）．

> **ここがポイント：顔面神経刺激でうまく筋弛緩モニターを行うコツ！**
>
> 　顔面神経刺激では刺激部位と記録部位が近いため，神経筋接合部を介さない筋の直接刺激による反応を誤ってとらえてしまう可能性があるので注意が必要です．この対策として刺激部位と記録部位をできるだけ離すことや刺激強度を低くすることが有効です．

5　適切な筋弛緩レベル

1）気管挿管のための筋弛緩レベル

　安全な気管挿管のためには，喉頭鏡挿入のための咬筋の弛緩（十分な開口），声門拡大のための喉頭筋の弛緩，気管挿管による反射抑制のための横隔膜の弛緩が必要です．これらを満たす筋弛緩レベルを得るためにはT1の消失が必要とされます．表1に示されるように気管挿管に必要な筋弛緩は母指内転筋よりも早く得られます．

2）術中の筋弛緩レベル

　浅い筋弛緩での維持（TOFカウント1〜2），または深い筋弛緩での維持（PTC1〜3）を術式によって使い分けます．特に，不動化が求められる脳神経外科手術，ワーキングスペースの確保が必要な腹腔鏡手術では深い筋弛緩が必要とされます．また開腹手術でも深い筋弛緩が必要なことが多いです．ただし，腹腔鏡手術でのワーキングスペースに関しては，プロポフォール麻酔下では深い筋弛緩状態を維持することが有効であるものの，吸入麻酔薬下では筋弛緩状態は浅くてもワーキングスペースが確保されるという報告があります[5]．

3）抜管時の筋弛緩レベル

　前述の通り，AMGでの結果は過大評価になります．多くの筋弛緩レベルに関する論文で推奨されている残存筋弛緩による術後肺合併症を回避するための抜管条件であるTOF比＞0.9はMMGによるもので，これをAMGで換算するとTOF比＞1.0となります[6]．

6　体動発生時の対応

　予期せず術中に体動が発生する状況を筋弛緩モニターによって筋弛緩レベルで分類すると，①筋弛緩レベルが予想外に浅い場合と，②筋弛緩レベルが計画通りにコントロールされていない場合があります．①の場合は，筋弛緩薬をボーラス投与します．術野の状態，手術の進行状況（残り手術時間），患者さんの体位などを加味して投与量を決めることになります．②の場合，麻酔深度の確認に加えて，筋弛緩レベルの再設定を行います．

7 再クラーレを起こさないために

1）再クラーレとは

　神経筋接合部のニコチン性アセチルコリン受容体が筋弛緩薬から25％以上解放されると筋力が回復します．呼吸筋に至っては10％以上の受容体が解放されると筋力が回復します[7]．つまり，筋力が十分に回復したように見えても潜在的に体内に筋弛緩薬が残存している可能性があります．そこに何らかの誘因が加わることで再び筋弛緩作用が顕在化することを再クラーレといいます．

2）再クラーレの誘因

　呼吸性アシドーシス，高齢，Mg投与，低カルシウム血症などが再クラーレの誘因になります．麻薬性鎮痛薬を用いた術後iv-PCAによる呼吸抑制からのアシドーシスになることは稀ではありません．

3）筋弛緩モニターの使用と至適量のスガマデクスが安全策

　筋弛緩薬を残存させないためには筋弛緩モニターを使用し，TOF比 > 1.0を確認してから抜管しましょう．筋弛緩薬の残存が認められればスガマデクスを投与しますが，不十分な投与量のせいで筋弛緩薬が潜在的に残存していれば再クラーレのリスクになりますので，筋弛緩モニターに基づいてスガマデクスを至適量で投与しましょう．TOFカウント2以上なら2 mg/kg，それ未満なら4 mg/kgとし，PTCで1回も反応が得られないなら待ちましょう．再クラーレの回避のためにはTOF比が十分に回復していてもスガマデクスを投与したほうがよいのかもしれません．ただし，再挿管時に筋弛緩薬の投与量調整が難しくなるので，不必要なほど過量なスガマデクスを投与してはいけません．

8 残存筋弛緩の定義とリスク

　術後残存筋弛緩の頻度は26〜88％と決して少なくなく[8]，死亡を含めた重症合併症に関連します（表2）．安全な手術室退室基準として，残存筋弛緩の定義を明確にしておく必要があります．TOFモニターが導入された1970年代はTOF比 > 0.7が呼吸機能の回復の指

表2　残存筋弛緩と関連する術後合併症

- ・誤嚥性肺炎
- ・低酸素血症
- ・無気肺
- ・気道閉塞
- ・再挿管
- ・死亡

標とされていました．しかし，それ以降の調査で，咽頭括約筋や食道括約筋などの肺合併症に関連する筋群での評価も含めるとTOF比0.7〜0.9では依然として肺合併症のリスクが高いことが明らかにされ[9, 10]，術後早期の肺合併症を回避するために抜管時のTOF比を≧0.9まで回復させておけばよいと考えられてきました．ただし，これらの結果はMMGに基づいたものなのでAMGに換算するとTOF比≧1.0となります．したがって，現在の残存筋弛緩の定義はAMGでTOF比＜1.0ということになります．

引用文献

1）新宮 興，他：Org9426（臭化ロクロニウム）の筋弛緩作用 -- 臭化ベクロニウムとの比較．麻酔，55：1140-1148, 2006

2）Murphy GS, et al：Residual Neuromuscular Block in the Elderly：Incidence and Clinical Implications. Anesthesiology, 123：1322-1336, 2015（PMID：26448469）

3）Wulf H, et al：Neuromuscular blocking effects of rocuronium during desflurane, isoflurane, and sevoflurane anaesthesia. Can J Anaesth, 45：526-532, 1998（PMID：9669005）

4）Viby-Mogensen J, et al：Good clinical research practice (GCRP) in pharmacodynamic studies of neuromuscular blocking agents. Acta Anaesthesiol Scand, 40：59-74, 1996（PMID：8904261）

5）Honing GHM, et al：Deep neuromuscular block does not improve surgical conditions in patients receiving sevoflurane anaesthesia for laparoscopic renal surgery. Br J Anaesth, 126：377-385, 2021（PMID：33092803）

6）Plaud B, et al：Residual paralysis after emergence from anesthesia. Anesthesiology, 112：1013-1022, 2010（PMID：20234315）

7）「Clear Q&A 75 筋弛緩薬を知りつくす」（鈴木孝浩/著），pp105-106，克誠堂出版，2017

8）Fortier LP, et al：The RECITE Study：A Canadian Prospective, Multicenter Study of the Incidence and Severity of Residual Neuromuscular Blockade. Anesth Analg, 121：366-372, 2015（PMID：25902322）

9）Sundman E, et al：The incidence and mechanisms of pharyngeal and upper esophageal dysfunction in partially paralyzed humans：pharyngeal videoradiography and simultaneous manometry after atracurium. Anesthesiology, 92：977-984, 2000（PMID：10754616）

10）Eriksson LI, et al：Functional assessment of the pharynx at rest and during swallowing in partially paralyzed humans：simultaneous videomanometry and mechanomyography of awake human volunteers. Anesthesiology, 87：1035-1043, 1997（PMID：9366453）

Profile

林　浩伸（Hironobu Hayashi）
奈良県立医科大学 麻酔科学教室
日本臨床神経生理学会認定医（術中脳脊髄モニタリング分野），
日本神経麻酔集中治療学会指導医
術中脳脊髄神経モニタリングを専門にしています．

術中呼吸管理の基本の"キ"

園部奨太

① 呼吸管理は"酸素化能"と"換気"に分けて考えよう

② "酸素化能"を規定する因子は"吸入酸素濃度"と"平均気道内圧"

③ "換気"を規定する因子は"1回換気量"と"呼吸回数"

④ 術中のトラブルに対応しよう！

はじめに

　本稿では術中の呼吸管理の基本について学んでいただきます．気管挿管した後に，指導医の指示通りに設定して，「はい，おしまい！」になっていませんか？（私は研修医時代，そうでした…）実際，自分ひとりで麻酔管理を請け負うなかでいろいろと疑問をもつようになるわけですが，疑問を抱くと勉強するモチベーションにつながりますので，皆さんもまずは術中にいろいろと"疑問"を抱いてください．そのためにも，術中居眠りせず，患者さんの状態をよく観察してくださいね．

症例

65歳男性　170 cm, 85 kg

術前診断：胆嚢結石．**予定術式**：腹腔鏡下胆嚢摘出術．

既往歴：気管支喘息（最終発作は数年前）．

生活歴：喫煙；1日20本45年．飲酒；なし．

現病歴：昨日から右季肋部痛を自覚していた．本日，かかりつけ医を受診したところ，急性胆嚢炎を疑われ紹介された．消化器外科医により緊急手術の適応と判断された．

術前バイタルサイン：意識清明，呼吸数22回/分，心拍数100回/分，血圧155/88 mmHg，SpO_2 93 %（室内気）．

---

1 "酸素化能"を考えよう

呼吸する目的の1つは，体内に酸素を取り込むことです．酸素を取り込む能力を"酸素化能"として表現し，各種パラメーターで評価しています．

● SpO2，PAO2，PaO2：違い・関係性はわかっていますか？

術中，SpO2（経皮的動脈血酸素飽和度）は必須アイテムです．リアルタイムで酸素化状態を反映してくれるため，術中管理に適しています．これなしで全身麻酔管理をすることは現代の医療では考えられません．SpO2はSaO2（動脈血酸素飽和度）を間接的にモニターしていることになるのですが，SpO2がどの程度の値でよいかは，酸素投与方法などにより異なります．酸素投与下でSpO2 90％以下は明らかに低酸素血症と考えてよいでしょう．ちなみにSpO2の90％とPaO2（動脈血酸素分圧）の60 Torrが一致します（この関係性は絶対覚えておいてください）．以下では，術中管理において知っておかなければならない指標の説明をします．この患者さんでは室内気においてSpO2 93％ですので，PaO2は65〜70 Torrといったところでしょうか．少し低めですね．

症例のつづき①：麻酔導入後

挿管直後のSpO2は100％であったが，その後徐々に低下し，FIO2（吸入酸素濃度）0.28，PEEP（呼気終末陽圧）5 cmH2OでSpO2 94％まで低下したので血液ガスを測定した．
pH 7.30, PaO2 70 Torr, PaCO2 55 Torr, HCO3⁻ 23.4 mmol/L, BE－2.1 mmol/L.

❶ 一般的なガス交換の評価として"A-aDO2""P/F ratio"は知っておこう

酸素化能の定量評価として，"A-aDO2"と"P/F ratio"が実臨床では頻用されます．A-aDO2とは"肺胞−動脈血酸素分圧較差"のことです．日本語にすると，なんとなく何を意味しているのかがわかりますね．肺胞酸素分圧（PAO2）と動脈血の酸素分圧（PaO2）の圧較差のことです．またP/F ratio（PaO2/FIO2比）も臨床の現場ではよく使います．ARDS（acute respiratory distress syndrome：急性呼吸促迫症候群）のベルリン定義の基準（表1）として使用されていますので，重症患者さんの酸素化能の指標としては，A-aDO2

表1 ● ARDSの診断基準と重症度分類（ベルリン定義）

重症度分類	Mild 軽度	Moderate 中等度	Severe 重症
P/F ratio（酸素化能，Torr）	200 <，≦ 300（CPAP，PEEP ≧ 5 cmH2O）	100 <，≦ 200（PEEP ≧ 5 cmH2O）	< 100（PEEP ≧ 5 cmH2O）
発症時期	侵襲や呼吸器症状（急性 / 増悪）から1週間以内		
胸部画像	胸水，肺虚脱（肺葉 / 肺全体），結節では全てを説明できない両側性陰影		
肺水腫の原因（心不全，溢水の除外）	心不全，過剰輸液では全てを説明できない呼吸不全：危険因子がない場合，静水圧性肺水腫除外のため心エコーなどによる客観的評価が必要		

CPAP：continuous positive airway pressure（持続陽圧呼吸）
文献1より引用.

よりも頻繁に耳にするかもしれません．1つ気にしておいてほしいのは，高二酸化炭素血症であるとP/F ratioの正確性が少し劣ってしまうことです．

　この患者さんにおいてはF_IO_2 0.28でPaO_2が70 Torrですので，P/F ratioは250となります．やはり，よくはなさそうです．

> **ここがピットフォール**
>
> 高二酸化炭素血症だとP/F ratioの値が正確ではなくなるのは知っておこう！

❷ 酸素化能を低下させる原因は？

　$A-aDO_2$には差が生じているのが一般的です．室内気での$A-aDO_2$は20 Torr以内であるとされていますが，高齢者や喫煙者，その他呼吸器疾患のある方の場合は，40 Torr程度あるともいわれています．それ以上の乖離があるということは，酸素化能が障害されていることを意味します．また P/F ratioについては，その値が300以下となると酸素化能が障害されているといえます．酸素化能を障害する原因は表2の通りです（❷で解説する肺保護換気を優先すると①が，また挿管直後であれば②や③が原因として多いです）．

❸ 酸素化能を改善させるためには？

　術中の酸素化能を改善するには，まずその原因への介入が必要です．喀痰による気道閉塞なら吸痰でしょうし，気胸になっていればドレナージが必要となります（さすがに術中の気胸はあまり経験しないですが）．換気血流比不均等については，陽圧換気をはじめてしばらくすると徐々に改善してくることをよく経験します．低酸素性肺血管収縮（hypoxic pulmonary vasoconstriction：HPV）という生体反応が関与していると思われます[2]．肺内シャントについては PEEP で少しでも末梢気道の閉塞を予防することが介入方法としてあげられます．

　それでもSpO_2の改善がなければ，方法は2つです．F_IO_2を上げるか，さらに平均気道内圧を上げるか，です．F_IO_2を上げるのは非常に簡便な方法で即効性があります．ただし，高濃度酸素投与は組織・細胞レベルでは障害が起きる可能性があるので慎重に行うべきです．平均気道内圧については，適正な値を"絶対値"でお示しすることはできません．患者さん個々で違うからです．グラフィックモニターを用いて適正な換気量・圧を探索することになるかと思います．経肺圧（気道内圧−食道内圧）の概念を用いた管理をすることも最近では行われていますが，まだまだ汎用性が高いとは言い難いです．現実的には，PEEP

表2　酸素化能障害の原因

① 肺胞低換気	Ⅱ型呼吸不全	$PaCO_2 >$ 45 Torr	$A-aDO_2$正常
② 換気血流比不均等 ③ 拡散障害 ④ シャント（右左シャント）	Ⅰ型呼吸不全	$PaCO_2 \leqq$ 45 Torr	$A-aDO_2$開大

を上昇させて対応することが多いです．この患者さんにおいては，おそらく体格的にも
PEEPは追加しておく必要がありそうです．

2 “換気”を考えよう

呼吸するもう1つの目的として，二酸化炭素排出である“換気”があります．“換気”を
規定する因子は分時換気量であり，“1回換気量”と“換気回数”の積で求められます．

症例のつづき②：術中

徐々にETCO₂（呼気終末二酸化炭素分圧）の上昇が認められた（図1）．
呼吸器設定：Pressure control mode，1回換気量450 mL，回数12回／分，PEEP
5 cmH₂O．

1）適切な1回換気量とは？

❶「肺保護換気」，聞いたことありますか？

ARDSの呼吸管理で有名になっている「肺保護換気」という言葉を聞いたことはありま
すか？ 人工呼吸に伴う圧外傷や容量外傷を予防するために，1回換気量は理想体重あたり
6〜8 mL/kg，プラトー圧≦30 cmH₂Oを「肺保護換気」の設定としています．これらの
設定条件は1998年にブラジルのAmatoから報告された研究[3]に端を発します．その直後
の2000年にはARDS Networkによる大規模無作為化比較試験（RCT）[4]によっても有効性
が確認され，ARDS患者の換気設定としての地位を築いたのですが，この考え方は術中の
人工呼吸管理にも通じます．実際，術中に“肺保護換気”を行うことで術後肺合併症を減

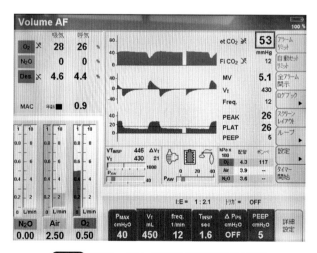

図1 症例：術中の麻酔器呼吸設定画面

らすことができるという臨床トライアル[5] も存在します．また全身麻酔において，大きな1回換気量かつ低いPEEPにより管理された患者群よりも1回換気量を制限した患者群の方で術後肺合併症が減少したという報告[6] もあります．比較的最近では，駆動圧（driving pressure：ΔP）が術後の肺合併症発生に影響していたという報告[7] があります．

❷ 理想体重，計算できますか？

1回換気量を規定するために"体重あたり○○ mL"という言い方をよくしますが，胸郭のサイズは"体重"より"身長"に依存します．ですので，実体重よりは，"理想体重"による換気量を適応する方が理にかなっています．理想体重ですが，複雑な計算式は使い勝手がよくないので，実臨床では身長（cm）から100を引いて，その値に0.9をかける方法をよく使っています〔例：この患者さんでしたら，170 cmですので（170 − 100）× 0.9 ＝ 63 kg，といった具合です．200 cmなどの高身長であったりすると，少し値がずれます〕．

2) 適切な換気回数とは？

成人の場合，約10〜15回/分あたりで換気を開始します．

3) ETCO2 を換気量の目安に

現在，標準的なモニターとしてカプノメーターが麻酔器に装備されており，$ETCO_2$が確認できます．これは血中の$PaCO_2$（動脈血二酸化炭素分圧）をリアルタイムで反映してくれます．呼吸器疾患がない方であれば，35〜40 Torrを目標にすることが一般的です．COPD（chronic obstructive pulmonary disease：慢性閉塞性肺疾患）をはじめとした閉塞性疾患を基礎疾患としておもちの患者さんであったりすると，さらに高い$PaCO_2$で日常生活を送っている方もいらっしゃいますので，そのような方であれば，血液ガスのpHを指標とします．例えば，$PaCO_2$ 55 Torrだったとしても腎性の代償が働いておりpHが適正な範囲（pH 7.35〜7.45）であれば許容します（動脈血圧ラインが入っていないと測定できないので，術前に得ておくべき情報ですね）．この患者さんでは，その体格からも肺胞低換気を疑うため，1回換気量をもう少し増量することで分時換気量を増加させて対応しました．

3 術中の"トラブル"に対応しよう！

症例のつづき③：手術終了直前

突然，麻酔器の吸気圧のアラームが鳴り響いた．その後しばらくすると，SpO_2が低下し血圧と脈拍は上昇しはじめた（図2）．

術中はしばしばトラブルに見舞われます．今回，症例として提示した患者さんではA）気道内圧上昇とB）高二酸化炭素血症とC）低酸素血症が認められました．では，原因を考えてみましょう．臨床の現場では"critical diseases"と"common diseases"に分け

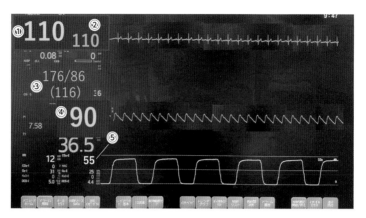

図2 症例：アラームが鳴った時点でのモニター画面
① 脈拍数，② 心拍数，③非観血的動脈圧，④ SpO2，⑤ ETCO2

て考えていくとよいです．このA～Cのどれが"critical"かは状況によりますが，低酸素血症であるシーンが多いと思いますので，まず低酸素血症の鑑別を行います．低酸素となる原因（表2）を再度用いて考えますと，高二酸化炭素血症を伴う低酸素血症は① 肺胞低換気が圧倒的に多いです．この患者さんでは気管支喘息の既往がありますので喘息発作の再発が考えられますし，喫煙中ということですので分泌物による末梢気管支の閉塞も鑑別としてあげられ，聴診は必須です．また腹腔鏡手術ですので呼吸器の設定によっては腹腔内圧上昇により換気量が低下していることはよくありますし，気腹ガスである二酸化炭素吸収による高二酸化炭素血症もよくあります．比較的"common"な原因としては，気管チューブが深くなり片肺挿管となっていたり，そもそも気管チューブが屈曲していて換気不良となっていた，ということもあります．また予定手術の場合声門上デバイスで管理することもありますが，筋弛緩薬の効果が不十分だと声門閉鎖が起きることもしばしばありますし，胃内残渣があるかもしれない緊急手術時では，そもそも嘔吐に弱いという弱点があります（本手術では使用しませんでした）．最終的には，手術終了直前ということもあり麻酔深度をやや浅くしたところ覚醒しはじめてしまい，筋弛緩薬も不十分であったためバッキングおよび換気量低下をきたしたと考えられました．したがって，再度適切な麻酔深度にし，呼吸設定も適切な酸素化能および換気能を得られるように変更し問題を解消しました．

おわりに

術中の呼吸管理の基本について解説しました．呼吸管理は全身管理の一部ではありますが，非常に大切です．またとても奥深い分野ですので，勉強の甲斐がありますし，今後ひとりで患者さんの全身管理をこなしていくなかで役立つ知識・経験になるかと思います．ぜひ術中の呼吸管理について患者さんからいろいろと学び，今後の診療に活かしてください．

引用文献

1）「ARDS 診療ガイドライン 2016」（日本呼吸器学会，他 / 編），総合医学社，2016
https://www.jsicm.org/ARDSGL/ARDSGL2016.pdf

2）Weir EK, et al：Acute oxygen-sensing mechanisms. N Engl J Med, 353：2042-2055, 2005（PMID：16282179）
　↑HPV およびその周辺の知識がまとまっている．

3）Amato MB, et al：Effect of a protective-ventilation strategy on mortality in the acute respiratory distress syndrome. N Engl J Med, 338：347-354, 1998（PMID：9449727）
　↑現在の肺保護戦略の原点となる RCT．

4）Brower RG, et al：Ventilation with lower tidal volumes as compared with traditional tidal volumes for acute lung injury and the acute respiratory distress syndrome. N Engl J Med, 342：1301-1308, 2000（PMID：10793162）

5）Futier E, et al：A trial of intraoperative low-tidal-volume ventilation in abdominal surgery. N Engl J Med, 369：428-437, 2013（PMID：23902482）
　↑ARDS だけでなく，術中管理においても肺保護戦略の実施を支持する研究．

6）Serpa Neto A, et al：Protective versus Conventional Ventilation for Surgery：A Systematic Review and Individual Patient Data Meta-analysis. Anesthesiology, 123：66-78, 2015（PMID：25978326）
　↑全身麻酔中の換気について，大きな1回換気量と低 PEEP が術後肺合併症と関連しているという報告．1回換気量が小さければ，PEEP と術後肺合併症には関連はなかった．

7）Neto AS, et al：Association between driving pressure and development of postoperative pulmonary complications in patients undergoing mechanical ventilation for general anaesthesia：a meta-analysis of individual patient data. Lancet Respir Med, 4：272-280, 2016（PMID：26947624）
　↑全身麻酔を受けた患者（2,250例）のデータのメタ解析．駆動圧のみが術後肺合併症に関与していたことが明らかになった．

Profile

園部奨太（Shota Sonobe）

奈良県立医科大学麻酔科学教室 集中治療部
これからキャリア形成をはじめる研修医の先生には，毎日が新鮮で貴重な経験の連続と思います．患者さんにはその経験を積ませてもらっているという気持ちで日々診療にあたってもらえればと思います．

術中に発生する血液ガス分析の異常と対応

尾﨑孝平

① 血液ガスデータから換気障害の経過を押さえ事故を防ぐ
② 循環障害時は麻酔導入前の酸素化，アシドーシスの補正，挿管後の換気設定にも注意を払う

はじめに

　麻酔管理中の恐ろしいトラブルの1つに換気障害があります．換気障害の原因は麻酔器の停止，事故抜管や回路脱落，気管チューブの閉塞などさまざまですが，直ちに是正できないと短時間で致死的な反応が起きます．

　また，循環不全が発生すると代謝性アシドーシスに傾きますが，筋弛緩された術中患者では呼吸性の代償が起きないので，麻酔科医は適切に換気設定を変更する必要があります．それぞれ，どのような変化が起こるのか考えてみましょう．

1　血液ガスデータの評価

　血液ガスの評価法にはさまざまなものがありますが，麻酔中の変化を知るには，通常の血液ガス酸塩基平衡（いわゆるBoston法）が適していると考えます．電解質やアルブミン値などの影響を診断するにはStewart法などが適しますが，迅速な対応が求められる麻酔中では簡単に変化を知ることの方が大切です．特に換気障害や循環不全では迅速に対応する必要があります．

2　酸素化の指標 PaO₂，換気の指標 PaCO₂

　酸素化の指標としては，PaO_2もしくはSpO_2が適していると思われます．術中の$PaCO_2$は一定に保たれていると考えると，酸素化能はP/F（PaO_2/FIO_2）比で，酸素化自体はSpO_2で評価できます〔「術中呼吸管理の基本の "キ"」（pp.1531〜1537）も参照〕．

　ただし，肺胞換気量（$\dot{V}A$）を正常以上に増やしてもPaO_2にさらなる改善を認めることはできません（図1A）．したがって，PaO_2とSaO_2，SpO_2は換気の指標としては不適切であり，換気の指標は$PaCO_2$といわれます．つまり，肺胞換気式が示すように$\dot{V}A$と$PaCO_2$は反比例します（図1B）．

　ところが，窒息するとチアノーゼが出現するように，PaO_2とSpO_2も$\dot{V}A$が正常以下になると低下し，換気の異常を知らせることができるように思いますが，ここにピットフォールがあります．

　麻酔中は比較的高い吸入酸素濃度（FIO_2）が使用されるために，FIO_2が30％あれば，$\dot{V}A$が1/2になっても肺胞酸素分圧（PAO_2）は大気呼吸と同じレベルに維持されてしまい，肺胞低換気に気づくことができません（図2）．

　換気量低下によるSpO_2の低下はさらに反応が鈍く，換気障害をSpO_2で評価することは危険です．$SpO_2 \leqq 90$％のアラームで換気障害に気づいた場合，すでに高度な換気障害が発生していると考えるべきです．例えば，FIO_2が30％では，アラームが発せられる時点では計算上$PaCO_2$は100 Torr（＝mmHg）を上回ることになります（図3）．

　したがって，換気障害の早期発見のモニタリングには$ETCO_2$が適します．ただし，抜管後の上気道狭窄では，呼気が円滑に排出されないために$ETCO_2$で換気障害を発見することは難しく，組織CO_2分圧（$PtCO_2$）のモニタリングや患者の呼吸パターンの評価が適しています[2]．

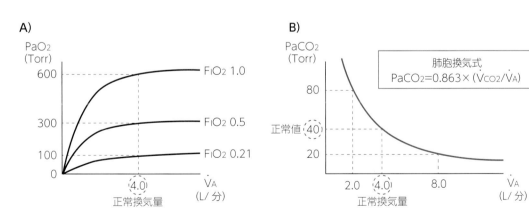

図1　$\dot{V}A$とPaO_2の関係
　図Aに示すように，正常な$\dot{V}A$（ここでは4.0 L/分）以上に$\dot{V}A$を増やしても，PaO_2は改善しない．正常$\dot{V}A$以上で若干PaO_2が右肩上がりなのは，$\dot{V}A$増加による$PaCO_2$の低下が反映された結果である．したがって，換気の指標は$PaCO_2$といわれる（図B）．ただし，図Aが示すように，$\dot{V}A$が正常以下ではすべてのFIO_2でPaO_2は低下する．
　文献1より改変．

SpO₂ で換気障害をモニタすることは危険！

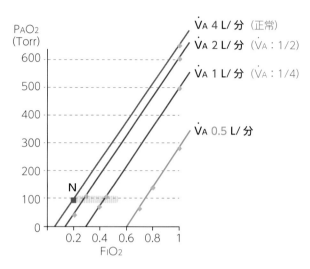

図2 V̇Aと PAO₂・FIO₂ の関係

肺胞気式，肺胞換気式，呼吸商（0.8）の各公式から PAO₂ と V̇A の関係を求めた．酸素消費量（V̇O₂）は 250 mL/分で各プロットを算出．図中の斜線は同じ V̇A のレベルにおける FIO₂ と PAO₂ の関係を示す．V̇A が正常の場合（4 L/分，──）では，FIO₂ 0.21 のとき，PAO₂ は約 100 Torr の正常値である（■「N」）．
しかし，V̇A が 1/2，もしくは 1/4 に減っても（──），FIO₂ がそれぞれ 0.3，0.45 あると，ほぼ正常値と同じ PAO₂（▨）となり，PAO₂ と SpO₂ は正常となる．
文献2より．

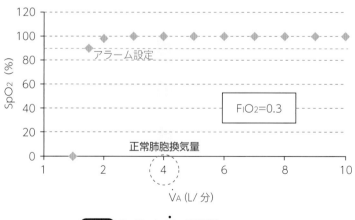

図3 SpO₂と V̇A の関係

文献3より改変．

③ 換気障害の経過

　麻酔導入時の前酸素化（pre-oxygenation）の検討では，十分に酸素化を実施すると無換気状態でもSaO2の低下を一定時間抑制できることが知られています[4]．

　しかし，無換気状態でSaO2の低下がはじまると，SaO2は直線的に低下していきます（図4）．

　具体的には，SaO2は，いったん低下しはじめ90％以下になると，2分程度で60％以下まで直線的に下降し，これ以上に無換気の時間が長くなると致死的な反応が起こります．SaO2は75％程度から心筋虚血が認められるようになり，50％に達すると意識障害が認められるようになるといわれます．

　一方，PaCO2に関しては，無換気状態では1分間に約3 Torrの速度で上昇するといわれ，この値は脳死患者の無呼吸テストの際に求められた値[5]です．ただし，脳死患者は代謝レベルが低く，通常の全身麻酔患者では4〜5 Torr/分と推測されますが，データはありません．

　約10分間の換気障害が発生すると，PaO2は意識障害レベルに達し，PaCO2はナルコーシスのレベルに至ります．

　さらに，PaCO2が10 Torr上昇すると，pHは0.08（もしくは0.1）低下する（目安値）とされ，PaCO2が40 Torr上昇するとpHは約0.32低下し，7.08の呼吸性アシドーシスを呈することになります．加えて低酸素状態による代謝性アシドーシスも発生すると，混合性アシドーシスによってpHはさらに低下し，心停止しても不思議でないレベルに達します．

　古典的で根拠に乏しいといわれるDrinkerの生存曲線やCaraの救命曲線に従うと，一般

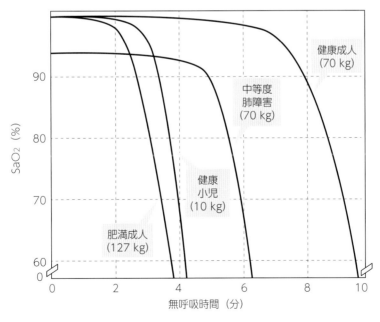

図4　前酸素化の効果とSaO2下降の特徴
文献4より作成．

的には窒息から15分でほぼ100％が心肺停止に移行し，救命困難となるとされます．しかしながら，換気停止時の血液ガスの変化からみると，相応の蓋然性があるように思えます．

近年では，全身麻酔患者にはETCO2モニタが必ず装着され，換気障害は直ちにモニタ情報で覚知できます．しかし，抜管後の喉頭浮腫などの上気道狭窄では，ETCO2モニタは呼気サンプリングに依存することになります．その結果，ETCO2は不正確な低値を示すことが多く，上気道狭窄のモニタとしては不適切です．一方，SpO2も先述したように危険の覚知が遅れやすくなります．

このために患者の呼吸状態（呼吸パターン）をしっかり把握できない医療機関で，今も上気道閉塞事故が毎年発生しています．そこで，窒息によって致死的状態に至る過程の症状[1]を示します．

1）窒息と同時に認められる症状

抜管直後は発声できていることが多く，医療スタッフが安心するために上気道狭窄の発見が遅れやすいので注意してください．発声が困難な状況に引き続き，ほぼ窒息する状況になると「助けて」という声を出せなくなり，患者は「チョークサイン」という口や喉を指差す行為をします．

2）窒息後5分までの症状

患者はパニックに陥り興奮・混迷状態になります．呼吸パターンはシーソー様呼吸やバタフライモーション（吸気時に前胸部が挙上する際，胸骨部分と比較して肋骨弓の挙上振幅が大きくなる状態）[2, 6]，陥凹を認める努力性胸式呼吸を呈し，患者はもがき暴れます．循環動態では過度な血圧上昇や頻脈が起こり，最初は顔面が紅潮します．しかし，顔色は低酸素血症の進行にともなって赤黒く変化していき，末梢皮膚も交感神経緊張による冷感および冷汗，末梢循環不全の所見が認められるようになります．全身麻酔中の換気障害では，体動や興奮は認められませんが，循環動態は同様の反応を示します．そして，この時期を経過すると徐々に意識レベルが低下しはじめ，ついには意識消失に陥ります．

3）その後，発生から10分までの症状

高血圧と頻脈は徐々に値が低下しはじめ，一時的に正常にさえみえる循環動態を経過した後，ショック状態に向かって悪化の一途をたどります．

努力性の呼吸パターンも努力性成分が少なくなり，注意して観察しなければ上気道閉塞パターンを見落としやすい状況になります．実際にこの時期に発見された上気道閉塞事故では，血液ガス所見から明らかに窒息と考えられる状況であっても，医療スタッフの多くが「普通の呼吸をしていた」と供述しています．

4）さらにその後，発生から15分までの症状

ショック状態となり反応がなくなる時期であり，不整脈や徐脈が出現しはじめます．この状態に至っては，救命処置にかける時間的余裕はほとんどなくなり，直ちに気道確保して換気できなければ必ず心停止に陥ります．

重要なことは，心臓発作で心停止した場合とは異なり，上気道閉塞などの換気障害によって心停止した場合には，胸骨圧迫だけでは決して心拍は再開しないということです．換気障害が原因で心停止した場合には，換気と胸骨圧迫の両者が不可欠になります．

 ここがポイント

換気障害で心停止した場合，胸骨圧迫だけでは決して心拍は再開しない！

4 循環障害の血液ガス[2, 3, 6]と麻酔科的対応

症例

60歳代女性．下部消化管穿孔による敗血症性ショックをきたし，緊急開腹術を行うこととなった．
全身麻酔前の血液ガス所見：pH 7.11，$PaCO_2$ 32 Torr，PaO_2 40 Torr（O_2 10 L/分），
HCO_3^- 10 mmol/L，BE − 16 mmol/L，K 6.3 mEq/L．

この症例について，麻酔導入と術中の換気設定について考えてみます．

重篤な代謝性アシドーシスが存在し，リザーバーマスクで酸素10 L/分を投与してのPaO_2が40 Torrで，正確なP/F比は求められませんが，高度な酸素化障害の存在を疑う余地はありません．

したがって，気管挿管時の低酸素症に十分に注意しなければなりませんが，高度な肺障害では前酸素化を十分に実施してもその効果が少なく[4]，気管挿管時の換気停止時間は可及的に短くする必要があります．

次に，$PaCO_2$が低下し，呼吸性アルカローシスの反応を認めることから，呼吸性の代償機転が存在すると考えます．ただし，この代償機転が正常な代償機転かどうかを検討すべきです．以下の目安式の値（25 Torr）が実測値（32 Torr）と乖離していることから，呼吸性代償は不足していることがわかります．

$$\Delta PaCO_2 = (1 \sim 1.3) \times \Delta HCO_3^-$$
$$PaCO_2 = HCO_3^- + 15$$
（Δ：変化分）

つまり，肺の気道抵抗やコンプライアンスが悪化しているために，呼吸筋疲労などで呼吸性代償が不十分になっている可能性が高く，実際に頻呼吸で努力性の過換気をしている状態が推測できます．

次に，気管挿管後に通常の換気設定（一回換気量：8〜10 mL/kg，換気回数：12回）を選択しても，挿管前の過換気状態の分時換気量には遠く及ばないと考えられます．

仮に分時換気量が約1/2になり，$PaCO_2$が47 TorrでΔ 15 Torr増加したとします．$PaCO_2$の47 Torrは非常に高い値ではありませんが，このΔ 15 Torr増加が致死的な反応を惹起する危険性があるのです．

まず，$PaCO_2$の増加はpHの低下を招来します．

$\Delta PaCO_2$が10 Torr増加 → ΔpHが0.08（もしくは0.1）低下

したがって15 Torrの上昇によってpHは0.12低下し，6.99にまで低下することが予測されます．

次にΔpHが0.1低下すると，イオン化カリウム（K^+）は0.5 mEq/L上昇するので，6.3 mEq/Lの高値がpH低下でさらに上昇し，pH 6.99では計算上K^+は6.9 mEq/Lまで上昇することが予測され，収縮不全や伝導異常で心停止をきたしやすくなります．

気管挿管時に重篤な低酸素血症と血圧低下が起こると，それ自体でも心停止に移行する危険性があります．しかも，気管挿管後にいつも通りに人工呼吸を開始すると，その直後に上記の反応が進み，心停止に移行する危険性があります．

このような症例では，麻酔導入前の酸素化に加え，アシドーシスの補正，挿管後の換気設定についても注意を払うべきと考えます．

 ここがポイント：換気障害の急性反応

　ΔCO_2：10 Torr増加でΔpH：0.08（0.1）減少，ΔK^+：0.5 mEq/L増加

引用文献

1）「尾﨑塾 血液ガス・酸塩基平衡教室 オールカラー最新2版」（尾﨑孝平/著，諏訪邦夫/監），メディカ出版，2018
2）「呼吸を診るためのテキスト 第5版」（尾﨑孝平/編著），pp155-182，呼吸療法書院，2020
3）尾﨑塾：鑑定意見書（未結審）
　　https://www.ozakiseminar.com/尾﨑塾資料室/鑑定意見書/
4）「Pulmonary Pathophysiology 8th edition」（West JB, ed），Lippincott Williams & Wilkins，2012
5）炭酸ガス刺激だけの無呼吸テスト：http://www6.plala.or.jp/brainx/apnea_test1.htm
6）日本呼吸療法医学会 自発呼吸アセスメント指針作成ワーキンググループ：自発呼吸アセスメント指針．2019
　　http://square.umin.ac.jp/jrcm/pdf/jihatsukokyu_191024.pdf

↑推薦図書は上記の1），2），4）です．4）は誰もが知る名著で，わかりやすく解説した日本語版もあります．

Profile

尾﨑孝平（Kohei Ozaki）

神戸百年記念病院 麻酔集中治療部
尾﨑塾 塾長，呼吸療法書院 CEO
・青年の頃は，太平洋マグロの養殖を夢見る
　（水産学部に合格していたが，叔父に説得される）
・医学部卒業後は，南米縦断トレッキングを計画
　（冒険できる医師を夢見るが，姉の手術で断念）
・夢破れて，麻酔・集中治療の道に進む
・今の夢，「呼吸を診る」ことを啓蒙し，呼吸療法の事故をなくすコト

これだけはおさえよう
術中循環管理の基本

惠川淳二

① 循環の究極の目的は，組織への酸素供給

② 組織への酸素供給の3大要素は，ヘモグロビン濃度，動脈血酸素飽和度，心拍出量

③ 血圧は，心拍出量と全末梢血管抵抗で規定される

④ 術中の循環管理は，前負荷，後負荷，心拍出量を意識して行う

はじめに

　　血圧低下は術中に遭遇する病態のなかで最も頻度が高く，頭を悩ませるものではないでしょうか？「ハイポボレミアと思ったから輸液してみました」，「少し心機能悪そうなので，カテコラミンを使ってみました」，「麻酔深度を落としてみました」など，皆さん術中にいろいろな対応をされていると思います．本稿では，皆さんが普段臨床で行っている「〜してみました」に，理由づけをしてみたいと思います．

1 循環の究極の目的

　　そもそも，循環は何のために必要なのでしょうか？ 私たちが生きるためには，エネルギーをつくらなければなりません．このエネルギーによって，呼吸をしたり，心臓が動いたり，運動をしたり，ものを考えたりできるわけです．このエネルギーはATPですが，ATPを産生するためには，細胞のミトコンドリアに酸素を送り届け（酸素供給）なければなりません（図1）．

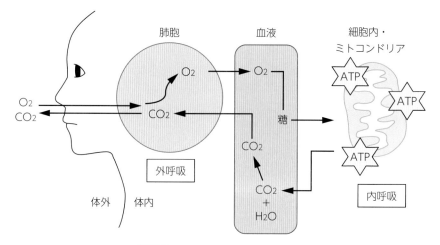

図1 酸素の運搬とATP産生

酸素供給の式（DO_2：oxygen delivery）
$$DO_2 \text{（mL/分）} = (1.34 \times Hb \times SaO_2 \times CO + 0.003 \times PaO_2 \times CO) \times 10$$
$$\fallingdotseq 1.34 \times Hb \times SaO_2 \times CO \times 10$$

　酸素供給は，ヘモグロビン濃度（Hb），動脈血酸素飽和度（SaO_2），心拍出量（CO）に主に規定されることになります．安易な輸血は避けなければならないですし，術中はSaO_2を高めに保っていることが多いかと思います．そうなると**酸素供給に最も寄与できるのは心拍出量**ということになります．

2 心拍出量

　心拍出量＝1回拍出量×心拍数で表されます．1回拍出量は，**前負荷，後負荷，心収縮力**によって規定されます．

1）前負荷

　心室の拡張末期容量で，静脈還流量に依存します．この前負荷と心拍出量の関係性を示したのが，Frank-Starlingの心機能曲線になります（図2）．心機能が正常の状態では，前負荷の増加に合わせて心拍出量を増加させることができます．一方，心機能が悪化した状態（不全心）では，前負荷の増大に耐えることができる安全域が狭いため，過度の容量負荷は肺水腫や心機能のさらなる悪化につながります．

2）後負荷

　心臓が血液を駆出する際にかかる抵抗で，末梢血管抵抗，血液粘稠度，動脈の弾性などによって規定されます．心機能が保たれている患者さんでも，過大な後負荷は心不全（CS1）の原因となります．

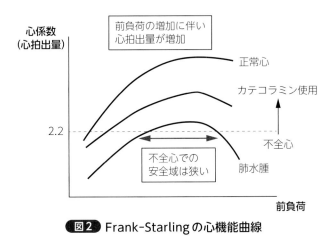

図2 Frank-Starling の心機能曲線

3）心収縮力

　　Frank-Starlingの心機能曲線は，カテコラミンなどの使用により心収縮力を上げることで上方にシフトさせることができます（**図2**）．術中に使用されるカテコラミンとしては，ドパミン，ドブタミン，ノルアドレナリン，アドレナリンがあげられます．

3　血圧

　　術中の低血圧は，死亡率の増大や心筋障害，腎障害などを引き起こすといわれています[1,2]．また，抜管時などの過度の血圧上昇は，肺水腫や心不全の原因となりうるので，術中の低血圧や高血圧の診断と適切な対応は重要となります．

1）血圧の成り立ち

　　血圧＝心拍出量×全末梢血管抵抗の式で表されます．ここからわかる通り，血圧というのはあくまでも結果であって，低血圧が起こるということは心拍出量が低下しているか血管抵抗が落ちていると考えて対応を考えなければなりません．

2）術中の血圧の管理目標

　　「普段の血圧より20％以上低下した場合」，「平均血圧が65 mmHg未満」などを血圧低下とするなど，いくつかの目安は存在しますが，どのくらいの血圧以上ならば安全なのかといった明確な基準はありません．しかし，臓器障害を防ぐためには少なくとも平均血圧で65 mmHg以上は維持するべきだと考えられます[2]．

3) 収縮期血圧，平均血圧，拡張期血圧の臨床的意味

・収縮期血圧：左室後負荷，動脈性出血のリスクとなる
・平均血圧　：心臓以外の臓器灌流
・拡張期血圧：冠動脈の血流

すなわち，臓器の灌流を考える際には，平均血圧に注目して管理する必要があります．

・収縮期血圧88 mmHg，拡張期血圧54 mmHg→平均血圧65 mmHg
・収縮期血圧88 mmHg，拡張期血圧30 mmHg→平均血圧49 mmHg

上の2つは同じ収縮期血圧でも，臓器への灌流を考えた際には全く異なる意味をもちます．

4 循環管理に使用される基本モニター

循環管理には，以下に示すようなさまざまなモニターが使用されますが，これらのモニター値を個々で評価するのではなく，複数のモニターから複合的に評価することが望ましいです．

1) 非侵襲的モニター

非観血的血圧測定，心電図（心拍数），尿量，毛細血管再充満時間（capillary refill time：CRT），パルスオキシメータによる灌流指標（perfusion index：PI），経胸壁心エコーなどがあげられます．

2) 侵襲的循環モニター

観血的動脈圧測定，動脈圧波形を用いた心拍出量測定（arterial pressure-based cardiac output：APCO），1回拍出量変動（stroke volume variation：SVV），脈圧変動（pulse pressure variation：PPV），中心静脈圧（central venous pressure：CVP），肺動脈圧（pulmonary artery pressure：PAP），経食道心エコーなどがあげられます．

3) その他

血液ガス分析で血清乳酸値を確認します．

5 循環管理に使用される基本薬剤 [3]

1) 昇圧薬

エフェドリンやフェニレフリンの投与はいったん血圧を上昇させるための時間稼ぎで，その間に血圧低下の原因を考えます．

❶ エフェドリン

αおよびβ受容体刺激作用があります．短期間の連続投与で作用が減弱するタキフィラキシーを生じることがあります．

❷ フェニレフリン

選択的α_1刺激薬です．圧受容体反射を介する心拍数低下があります．

❸ ドパミン

β_1，β_2，α受容体に対して刺激作用があります．低用量のドパミンは，D_1ドパミン受容体に直接働き，cAMPを増加させ血管拡張を起こします（腎血流増加）．

❹ ドブタミン

主に心筋のβ_1受容体に作用し収縮力を増大させます．軽度ですが，血管のβ_2受容体に作用し末梢血管抵抗を軽減します．

❺ ノルアドレナリン

血管のα_1受容体に強力に働く末梢血管収縮薬です．また，心臓のβ_1受容体にも作用し心筋の収縮力も増大させます．気管支や末梢血管のβ_2受容体への作用は弱いです．

❻ アドレナリン

強力なαおよびβ受容体刺激作用があります．昇圧薬として以外に，重度の喘息発作やアナフィラキシーなどにも使用する薬剤です．

2）降圧薬

まず，血圧上昇の原因を考えます．特に，「麻酔薬の投与が正しくなされているか」や「鎮痛薬の投与が適切か」などの評価を行います．また，血圧測定が適切に行われているか（動脈圧ラインの圧モジュールの位置など）も確認します．そのうえで，降圧薬の投与を検討します．前述の通り血圧＝心拍出量×全末梢血管抵抗なので，心拍出量を下げるか血管抵抗を下げることで降圧効果が得られます．

❶ ニカルジピン

ジヒドロピリジン系カルシウム拮抗薬で，全身抵抗血管の平滑筋を弛緩させ降圧作用を発揮します．陰性変時作用がなく，反射性頻脈が起こります．単回ボーラス投与は$10 \sim 30$ μg/kg，持続投与は$1 \sim 2$ μg/kg/分の速度で調整することが多いです．

❷ ジルチアゼム

ベンゾジアゼピン系カルシウム拮抗薬で，血管拡張作用と陰性変時作用によって血圧降下，頻脈抑制に寄与します．臨床的な降圧効果はニカルジピンよりはマイルドな印象があります．ボーラス投与では，血圧の反応をみながら$2 \sim 3$ mgずつ投与することが多いです．

❸ ニトログリセリン

血管内皮細胞で還元を受けて，一酸化窒素を生成し，血管平滑筋を弛緩させます．冠動脈の拡張に加え，低用量では静脈の拡張（前負荷の低下），高用量では動脈の拡張（体血管抵抗の低下）をもたらします．術中高血圧には，$0.5 \sim 5$ μg/kg/分で使用することが多いです．

❹ β遮断薬

周術期には，β_1 選択性の高い短時間作用型のエスモロールとランジオロールが使用されることが多いです．ランジオロールの方が半減期が短く，β_1 選択性は高いものの，添付文書上持続投与で使用する薬剤となっています．一方，エスモロールはボーラス投与および持続投与が可能な薬剤です．

6 前負荷の調節は循環管理の基本

前負荷の調節は，術中の循環管理で最も重要な要素になります．術中に血圧が低下した際に，通常の心機能の患者さんの心収縮力が急に悪くなっていることは少なく，多くは循環血液量の減少か麻酔薬による血管拡張が原因となっています．これらは，前負荷に影響を与え心拍出量低下から血圧低下を引き起こします．

前負荷を考えるうえで重要になるのが静脈系です．静脈には，全血液の64%が存在し，血管のコンプライアンスは動脈系の約30倍です[4]．すなわち，静脈系は血液のリザーバーの役割を果たしていることになります．この静脈系の血液をうまく心臓に戻してあげる（静脈還流を増加させる）ことが前負荷の増加につながり，結果として心拍出量（1回拍出量）の増加や血圧の上昇につながります．

右房圧が一定のときに静脈還流量を増やす方法としては，「血管収縮薬を投与する」と「輸液をする」に大別できます．

1）血管収縮薬

麻酔薬などで拡張した静脈系を締めることで静脈還流を増加させます．体の水分量を増加することなく，心拍出量の増加が得られます．ただし，静脈リザーバーに十分な血液が蓄えられていない状況（循環血液量の不足した状態）での血管収縮薬の投与は，臓器虚血をもたらすため注意しなければなりません．

2）輸液

循環血液量が不足した状態のときに，効果的に静脈還流を増加させます．輸液は，循環血液量が不足した状態では血管内に残りやすい[5, 6]ですが，不足していないときには血管外スペースに漏れ出してしまいます．

7 血管収縮薬か輸液か？

　術中の血圧低下時に血管収縮薬を投与して対応するか輸液で対応するか悩む場面に遭遇することは，しばしば経験します．これを判断するときに，私は3Stepで判断をするようにしています．

● 1st Step：麻酔深度の確認

　麻酔深度は適正かどうかを確認します．脳波モニターなどを用いて適正麻酔深度に調整します〔「麻酔深度のみかたとモニタリング」（pp.1514〜1521）参照〕．

● 2nd Step：フェニレフリンチャレンジ

　少量のフェニレフリン（0.05〜0.1 mg）を投与します（フェニレフリンチャレンジ）．これによって，血圧や1回拍出量（SV）が大きく上昇するならば，血管拡張によって血圧や静脈還流が下がっていると判断します．麻酔深度の見直しや少量の血管収縮薬の持続投与を検討します．

● 3rd Step：輸液

　2nd Stepで大きな血圧上昇やSVの増加がみられないときは，それ以上血管収縮薬を投与せずに，輸液を行います．

8 症例：3 Stepで考えよう

　卵巣がんに対して広範子宮全摘術，両側付属器切除，傍大動脈リンパ節廓清を行った症例での3 Stepをみていきましょう（図3）．

1）麻酔導入後

　相対的に麻酔深度が深くなり，フェニレフリンで昇圧するとともに麻酔深度の調整を行いました．フェニレフリン投与により，収縮期血圧は60 mmHg上昇しました．また，連続的動脈圧心拍出量モニターを用いて測定をしていたSVも18 mL増加しています．これらのことより，麻酔導入による血管拡張に起因する血圧低下と判断しました．

2）執刀開始後1時間

　再び血圧が低下してきたため，麻酔深度モニターを確認すると，少し麻酔深度が深いことがわかり，調整を行うとともに，フェニレフリンを投与してみました．導入後に比べると増加の程度は低いですが，収縮期血圧は25 mmHg，SVも12 mL増えており，まだ，静脈リザーバーに余裕はありそうです．

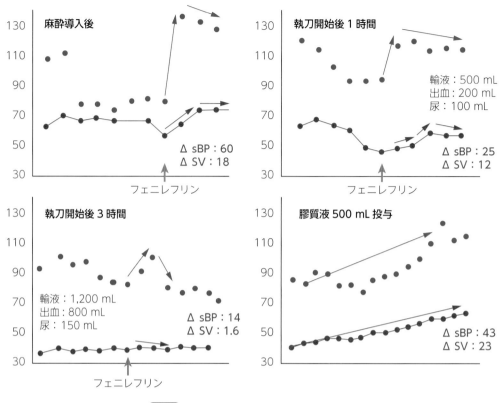

図3 症例：フェニレフリンチャレンジ
●：sBP（mmHg），━●━：SV（mL）

3）執刀開始後3時間

　　出血量も増えはじめ，血圧も低下してきました．麻酔深度は適切で，フェニレフリンを投与しても，血圧の上昇の程度も低く，SVの増加の程度も1.6 mLとほとんど変化がありませんでした．こうなってくると，これ以上血管収縮薬を投与するのは危険なため，輸液負荷を行う必要があります．循環血液量が足りないときには，輸液は血管内に残りやすいはずです．

4）膠質液500 mL投与

　　収縮期血圧は43 mmHg上昇し，SVも23 mL増加し，循環は安定しました．

■ おわりに

　　循環とは何のために必要なのか？　その循環を保つためにはどのようにすればよいのか？　少しはイメージしていただけたでしょうか？　ここで記載させていただいた内容は，術中循環管理の入り口です．この奥には，さらに深く広い世界が広がっています．皆さんが，個々

の症例から疑問点を見つけ出し悩み，新たな発見をしたり知識を身につけたりしていただけることを期待しております．

引用文献

1 ）Monk TG, et al：Association between Intraoperative Hypotension and Hypertension and 30-day Postoperative Mortality in Noncardiac Surgery. Anesthesiology, 123：307-319, 2015（PMID：26083768）

2 ）Wesselink EM, et al：Intraoperative hypotension and the risk of postoperative adverse outcomes：a systematic review. Br J Anaesth, 121：706-721, 2018（PMID：30236233）

3 ）日本麻酔科学会：麻酔薬および麻酔関連薬使用ガイドライン第3版第4訂 Ⅷ 循環作動薬．2015
http://www.anesth.or.jp/guide/pdf/publication4-8_20161125.pdf

4 ）Funk DJ, et al：The role of venous return in critical illness and shock-part I：physiology. Crit Care Med, 41：255-262, 2013（PMID：23269130）

5 ）Drobin D & Hahn RG：Volume kinetics of Ringer's solution in hypovolemic volunteers. Anesthesiology, 90：81-91, 1999（PMID：9915316）

6 ）Rehm M, et al：Changes in blood volume and hematocrit during acute preoperative volume loading with 5% albumin or 6% hetastarch solutions in patients before radical hysterectomy. Anesthesiology, 95：849-856, 2001（PMID：11605923）

参考文献・もっと学びたい人のために

1 ）Martin GS, et al：Perioperative Quality Initiative（POQI）consensus statement on fundamental concepts in perioperative fluid management：fluid responsiveness and venous capacitance. Perioper Med（Lond）, 9：12, 2020（PMID：32337020）
　↑術中輸液管理に関するコンセンサス・ステートメント．非常にわかりやすくまとめられている．

2 ）「ガイトン生理学 原著第13版」（石川義弘，他 / 監訳，John E. Hall/ 著），エルゼビア・ジャパン，2018
　↑生理学の大家であるガイトン博士が書いた教科書の日本語版．必読．

Profile

惠川淳二（Junji Egawa）
....
奈良県立医科大学麻酔科学教室 集中治療部 准教授
奈良県立医科大学附属病院 医療安全推進室 副室長
専門：集中治療，循環モニタリング，呼吸器外科麻酔
興味のあること：スマートフォン（ナースコール）に，アラーム情報や心電図波形，さまざまなバイタルサインを表示できるシステム（SafetyNet・MBT）の開発を行っています．術後まで広く患者さんの安全を守るシステムの完成に向けて，あと少しのところまできたので，今後このシステムを広めるためにどうしたらいいか勉強中です．

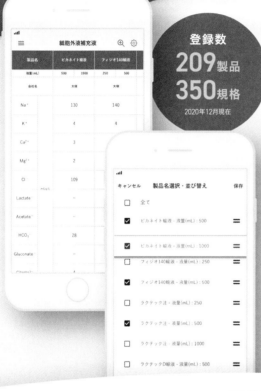
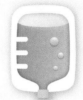

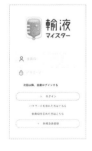

術中輸液管理と尿量の考え方

鵜澤康二，安藤直朗，吉川貴紘

① 術中の輸液量に術前脱水量は加えない

② 維持輸液の過量投与はご法度

③ 術中の尿量は，必ずしも＞ 0.5 kg/mL/ 時をキープする必要はない

④ 術後 AKI 発症率は 10 ％前後．発生原因は乏尿というよりも低血圧

はじめに

　手術室ではほぼ全症例，点滴ルートを確保し麻酔管理を行っています．にもかかわらず，麻酔管理中に自信をもって輸液管理を行っている医師はあまりいません．研修医のなかには，考えることを諦めている者もみかけます．実際には，輸液管理に関して相談されることがよくありますが，正しい輸液管理の考え方を教えてくれる指導医が少ないようにも感じます．

　麻酔中の輸液療法とは不思議な分野です．筆者は画一的で理想的な術中輸液投与方法を提示できません．患者さんの状態により，微妙な調整を行い，術中管理を行っているのが偽りのない筆者の日常です．多くの場合，患者さんの生理機能の恒常性に助けられ，多少の輸液量の過不足は臨床的な問題とならず，「多かろうが少なかろうが，患者さんの予後には直結しない」のでしょう．しかしハイリスク患者，長時間開腹手術，高侵襲手術の場合は，輸液の多寡が術後合併症に大きく影響します．筆者は「しっかりと綿密な輸液計画を立て，術後診察で自分の行った輸液療法を評価する」といったトレーニングから，最適な輸液管理を模索しています．研修医にとって，麻酔科での研修が適切な輸液管理についてじっくりと考える機会となることを願っています．

S状結腸がん全摘術が予定された60歳代の女性．体重40 kg，身長160 cm．既往に糖尿病（HbA1c 7.8％，随時血糖207 mg/dL），高血圧（156/84 mmHg），慢性腎不全（血清Cr 1.1 mg/dL，GFR 45 mL/分）があった．

手術開始後3時間でS状結腸がんの検体を摘出され，腸管吻合が終了した．術中尿量は無尿ではないが，尿道カテーテルを挿入してから80 mL程度しか排尿していないため，2時間前から細胞外液を2本負荷（1,000 mL）した．ここまでの輸液総量は3,000 mLであった．手術終了まであと1時間程度であり，今後の輸液量について負荷すべきか，利尿薬などを投与すべきか不安であったが，収縮期血圧は80 mmHgより低下することはなく安定していたので，200 mL/時程度の細胞外液投与を継続し手術は終了になった．手術室退出3時間後，集中治療室で診察したところ，130 mL/時の尿量があり，患者さんは痛みなく寝ていた．

　　日常遭遇する症例です．術後患者の状態も悪くなく，一見うまくいっているようにみえる本症例に隠された問題点は何でしょうか．

　　筆者が研修医の頃に，僧帽弁逆流症，心房細動を既往にもつ心収縮力30％程度に低下した患者さんの麻酔管理中に，手術開始2時間後ほぼ無尿で，循環管理に難渋し，漫然と輸液負荷をしていたら，肺水腫で抜管できずに集中治療室に帰室となった症例を経験しました．管理の方法は本症例と似ていますが，結果は全く異なります．筆者はこのような経験から，輸液管理と循環管理に関してより真剣に考えるようになりました．本症例の疑問点は何でしょうか？ 整理しましょう．

　　・消化器外科手術の適切な術中輸液量はどのくらいか？
　　・腎機能に影響がない術中の尿量の下限値はどのくらいか？
　　・高血圧や軽度腎障害患者の輸液・循環管理はどのようにすべきか？

1 術中輸液管理

1）体液の分布（図）

　　ヒトの総水分量（体液量）は体重の60％であり，体液の2/3が細胞内液，1/3が細胞外液です．細胞外液の3/4が間質液，1/4が血漿です．

2）術中の使用輸液製剤は2種類

　　麻酔中は相対的な循環血液量の減少が多く，投与される輸液製剤はほとんどが細胞外液〔生理食塩水，乳酸リンゲル液（ラクテック®），酢酸リンゲル液（ソルアセト®F），ブドウ糖加酢酸リンゲル液（フィジオ®140），重炭酸リンゲル液（ビカネイト®）など〕です．また，循環血液量が急激に減少した場合には血漿増量製剤〔5％アルブミン，ヒドロキシエチルデンプン製剤（ボルベン®），低分子デキストランなど〕を投与します．維持輸液製

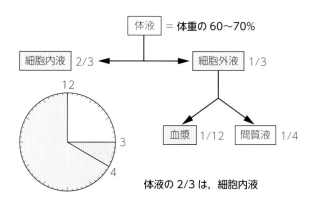

■図■ 体液分布

循環血液量は, 体液の1/12であり, 非常に少ない. 残りの11/12
は血管外に存在する. 輸液療法を考える場合にはこの概念を念
頭におくことが重要である.

剤を用いることは稀です.

3) 術中維持輸液量 (表1)

一般的に維持輸液量は, **4-2-1ルール**に従って投与します.

維持輸液量の計算 (4-2-1ルール)
体重10 kgまで　　　　：4 mL/kg/時
体重11〜20 kgまで　：2 mL/kg/時
体重21 kg〜　　　　　：1 mL/kg/時

例えば体重60 kgなら100 mL/時が維持量です (4 mL/時×10 kg + 2 mL/時×10 kg + 1 mL/時×40 kg = 100 mL/時).

それに加え, 腹部手術の場合には1〜2 mL/kg/時程度の不感蒸泄分, および尿量と出血量を考慮し, 術中維持輸液量を決定します.

ここがポイント：術中維持輸液量の変遷

Brandstrupらが2003年に開腹手術の過剰輸液による術後合併症増加を報告[1] して以来, 10年以上かけて本邦での術中の維持輸液量は減少していきました. 今では腸閉塞などの急患以外で10 mL/kg/時を投与することなどほとんどなくなりました. Massachusetts General HospitalのShinらは9万人以上の術中輸液量と術後合併症のデータから, 合併症を防止するための最適な輸液量は, 3時間程度の開腹手術なら6〜7 mL/kg/時もしくは1 L (moderately restrictive volumes) であり, 従来の教科書の記載よりも40%程度少ないと報告しています[2]. 筆者も過剰輸液を避けるために, 3〜4 mL/kg/時程度で維持し, 必要に応じて追加投与する輸液戦略をとることが多いです.

表1 全身麻酔中の輸液管理の考え方

時間	代償量(mL)	術前脱水欠乏量(mL)	維持量(mL)	サードスペース補充量(mL)	不感蒸泄(mL)	尿量(mL)	出血量(mL)	投与量(mL)/累積量(mL)
麻酔開始から挿管	160→0	~~160~~→80	80	0	0			160 mL
挿管から手術開始		~~160~~→80	80	0	0	少量		160 mL/320 mL
手術開始後1時間		~~160~~→80	80	~~160~~	40	20	0	220 mL/540 mL
手術開始後2時間		~~160~~→80	80	~~160~~	40	20	200	420 mL/960 mL
手術開始後3時間		~~160→80~~ 利尿がついたので投与中止	80	~~160~~	40	30	100	250 mL/1,210 mL
手術開始後4時間		~~160→80~~ 利尿がついたので投与中止	80	~~160~~	40	30	0	150 mL/1,360 mL

体重40 kg，S状結腸がん全摘術，予定手術時間は6時間の全身麻酔中の術中輸液戦略の一例．打ち消し線のある数値は過去にとられていた戦略（参考）．

一般的な輸液療法の考え方と同様に「輸液量＝維持量＋補充量」で計画する．以前は，禁飲食期間の脱水補水目的で維持量×12時間を予定手術時間で分割して投与していたが，現在はその半量を利尿がつくまで投与する．また以前は，開腹手術時の炎症性サードスペース分の補充量を勘案し輸液量を決めていたが，術後合併症減少を目的に現在はサードスペース分を考慮しない輸液戦略をとる症例が多い．開腹による不感蒸泄の補充量も1 mL/kg/時程度と考えられている．

2 術中尿量

1）尿道カテーテルを漫然と使用しない

　　院内感染症の約40％が尿路感染であり，その80％は尿道カテーテルが原因です[3]．細菌尿の発生率は3～10％/日で増加します[4]．**不要な尿道カテーテルの挿入や長期留置はご法度**です．尿道カテーテルの先端位置，エアートラップなどで尿量測定ができないこともあり，挿入直後の短時間の正確な尿測には不向きです．術後には不要で，2時間程度の短時間手術では尿道カテーテルを挿入しないといったことも考慮すべきです．

2）尿量の定義

　　一般的に，多尿は＞2,500 mL/日，正常尿は500～2,000 mL/日，乏尿は＜400 mL/日，無尿は＜100 mL/日と定義されます．このように，正常尿量の幅は非常に広く，乏尿の定義を1時間あたりの量に換算すると＜16.6 mL/時となるため，1時間に20 mL以上出ていれば，乏尿の定義にあてはまりません（表2）．

3）尿量に関する術中の治療介入量は明確ではない

　　＜0.5 mL/kg/時の尿量低下が6時間以上継続するとき，腎機能障害が発生する可能性があると考えられており，KDIGO（Kidney Disease Improving Global Outcomes）分類に

表2 尿量に関する一般的な定義

多尿	＞2,500 mL/日	＞104.17 mL/時	＞2.6 mL/kg/時 （体重40 kgの場合）
正常尿	500〜2,000 mL/日	20.8〜83.3 mL/時	0.5〜2.1 mL/kg/時 （体重40 kgの場合）
乏尿	＜400 mL/日	＜16.66 mL/時	＜0.4 mL/kg/時 （体重40kgの場合）
無尿	＜100 mL/日	＜4.16 mL/時	＜0.1 mL/kg/時 （体重40kgの場合）

乏尿の定義は＜400 mL/日であり，手術室では，3時間で＜50 mLを尿量が少ないと考えてもよいかもしれない．少なくとも＞0.5 mL/kg/時に執着する必要はなさそうである．2016年，Anesthesia & Analgesia.のMohamud Egalらのmeta-analysis[5]においても，尿量のターゲット管理は，術後腎機能障害の予防効果はないと報告されている．

も定義されています．しかし，これに関する大規模なランダム化比較試験（RCT）は存在しません．一方で，これ以下の尿量（＞0.3 mL/kg/時）でも腎機能障害に影響しないというRCT[6]や後ろ向き観察研究[7]は存在します．筆者は最近の論文[8〜10]から，少なくとも＜0.5 mL/kg/時の尿量が3時間継続したならば，術後腎機能障害に影響する可能性があり，治療介入が必要であろうと考え麻酔管理を行っています．

> **ここがピットフォール：過剰輸液による患者予後への影響**
>
> 　近年の過剰輸液と患者予後についての複数の報告で，In-Outバランスが患者さんの予後に直結することが指摘されています．ICUでの累積輸液量増加が入室前の腎機能にかかわらず院内死亡率を上げ[11]，過剰輸液が術後AKI（acute kidney injury，急性腎障害）の独立因子でした[12]．麻酔科領域でも，術中尿量は術後AKIに関係なく，乏尿是正のための輸液療法は避けるように注意喚起されており[13]，術後輸液療法に関しても術後乏尿は受け入れるべきとされています[14]．脱水による腎前性腎不全を除けば，うっ血性腎不全を回避するためにも，「腎機能が悪化する可能性があるから輸液負荷する」といった短絡的な輸液戦略は改善すべきであり，むしろ輸液過剰が腎機能に与える影響を考えるべきです．「腎機能を守るために過剰輸液はやめよう！」という会話が手術室で研修医から聞こえる日も近いかもしれません．

3 　術後AKI防止への戦略

1）適正な前負荷を保つ

　前負荷とは心臓に戻ってくる血液量であり，これをしっかりと保ち，適切な心拍出量を保つことは重要です．そのためには，適切な心拍数，末梢血管抵抗，循環血液量を保つことが求められます．とりわけ腎機能障害防止のためには，平均血圧を＞70 mmHgに保つことを目標とします．長時間消化器外科手術の麻酔管理は，動的モニター（FloTrac™）であるSVV（stroke volume variation，1回拍出量変動）が有用で，筆者は症例や手術時間によって，SVV＞15〜18％程度で輸液の追加投与を行っています．麻酔管理中に血圧が低

下した場合，血圧＝〔1分間の心拍出量（CO）｛＝1回の拍出量（SV）×1分間の心拍数（HR)｝〕×末梢血管抵抗で規定されるので，どの要因が強く影響して血圧低下を起こしている状況なのかを考え，適切に対応しましょう〔「これだけはおさえよう 術中循環管理の基本」（pp.1545〜1553）参照〕．

2）高血圧患者，慢性腎機能障害患者，高侵襲手術に注意

高血圧患者や慢性腎機能障害患者では，術後AKI防止のためには平均血圧＞70 mmHgでは不十分で，収縮期血圧の低下を術前の10％以内にするか平均血圧を＞80 mmHgにする戦略が適切です[15]．

また手術侵襲のストレスにより，抗利尿ホルモンやアルドステロン分泌が増加し，結果として尿量減少，体液貯留が起こります．したがって，長時間手術や高侵襲手術では，可能な限りの鎮痛を行い，術中から術後へとストレスフリーの状態を保つことも重要であり，AKI予防策の1つです．

3）具体的な薬剤投与戦略

生理的恒常性を失うため，筆者は基本的には術中に利尿薬投与は行いません．しかし心機能低下患者，透析患者，利尿薬内服患者の一部では，投与が必要な場合があり，日常的に行っている投与方法を記します．

- フロセミド（ラシックス®注）：1回5 mg静脈注射．10分待って効果がなければ10 mg追加静脈注射．最大1回40 mgまで増量（術中20 mg以上使用することはほとんどない）
- カルペリチド（ハンプ®）：心不全を合併した体液貯留傾向の症例に，腎髄質の低酸素改善を期待して，0.02〜0.06 γ（μg/kg/分）で使用
- ドパミン（イノバン®）：以前は利尿薬として少量持続投与していたが，AKI予防効果に乏しく近年は使用されなくなった．1〜3 γ（μg/kg/分）で使用

ここがポイント：context-sensitive volume effect

循環血液量が不足している患者さんへの輸液療法と循環血液量が不足していない患者さんへの輸液療法とでは，血管内に残存する輸液製剤の量は異なります．2008年にDanielらは，麻酔導入後に自己血輸血のために脱血し膠質液を投与する群と，循環血液量が正常な状態で膠質液を投与する群で血漿増量効果を比較しました[16]．血漿を膠質液で置換した群では90％の血漿増量効果があったのに対して，正常の状態で膠質液を投与した群では血漿増量効果は40％にとどまりました．このように輸液製剤の血漿増量効果は，投与前の循環血液量に依存する「context-sensitive volume effect」という性質があります．

また，これまで晶質液と膠質液の血管内にとどまる効果（血管内増量効果）は1：3とされており，膠質液の方が血管内増量効果は3倍多いと考えられていました．しかし近年のRCTにおいて，ボルベン®などのHES130（ヒドロキシエチルデンプン130000）と生食の比は，HES130：生食＝526±425 mL/日：616±408 mL/日＝1：1.17（CHEST study)[17]や，HES130：NS＝1,379±886 mL/日：1,709±1,164 mL/日＝1：1.24

（CRYSTMAS study）[18] で投与されており，循環血液量が不足している状態では，膠質液：晶質液＝1：1.2程度で血管内増量効果があると考えてよいと考えます．これはまさに「context-sensitive volume effect」の臨床的な証明になるでしょう．

おわりに

　術前，術中，術後の全身管理はシームレスであり，輸液・循環管理に関する医療機器は日進月歩で進化しています．植物への水やりと根ぐさりとの関係と同じように，術後AKIを恐れ，術中の過剰な細胞外液投与を行うことは，腎臓に対して保護的に働かない可能性があります．輸液管理の要点は，適切なタイミングで，適切な量を投与することです．「context-sensitive volume effect」を意識して輸液戦略を組み立て，術後診察/評価することで，術中麻酔管理はより興味深く，新鮮な経験となります．麻酔科研修中に1人でも多くの研修医が麻酔輸液管理の奥深さに触れ，麻酔科研修期間を安心，安全に，楽しく送れることを心より願っております．本稿が，「いつも何気なく行っている輸液療法」から「自信をもって行える輸液療法」への変化の道標となり，麻酔科研修のお役に立てれば幸いです．

引用文献

1 ）Brandstrup B, et al：Effects of intravenous fluid restriction on postoperative complications：comparison of two perioperative fluid regimens：a randomized assessor-blinded multicenter trial. Ann Surg, 238：641-648, 2003（PMID：14578723）

2 ）Shin CH, et al：Effects of Intraoperative Fluid Management on Postoperative Outcomes：A Hospital Registry Study. Ann Surg, 267：1084-1092, 2018（PMID：28288059）

3 ）Hooton TM, et al：Diagnosis, prevention, and treatment of catheter-associated urinary tract infection in adults：2009 International Clinical Practice Guidelines from the Infectious Diseases Society of America. Clin Infect Dis, 50：625-663, 2010（PMID：20175247）

4 ）Nicolle LE：Catheter associated urinary tract infections. Antimicrob Resist Infect Control, 3：23, 2014（PMID：25075308）

5 ）Egal M, et al：Targeting Oliguria Reversal in Goal-Directed Hemodynamic Management Does Not Reduce Renal Dysfunction in Perioperative and Critically Ill Patients：A Systematic Review and Meta-Analysis. Anesth Analg, 122：173-185, 2016（PMID：26505575）

6 ）Puckett JR, et al：Low Versus Standard Urine Output Targets in Patients Undergoing Major Abdominal Surgery：A Randomized Noninferiority Trial. Ann Surg, 265：874-881, 2017（PMID：27763895）

7 ）Md Ralib A, et al：The urine output definition of acute kidney injury is too liberal. Crit Care, 17：R112, 2013（PMID：23787055）

8 ）Shiba A, et al：Association Between Intraoperative Oliguria and Acute Kidney Injury After Major Noncardiac Surgery. Anesth Analg, 127：1229-1235, 2018（PMID：29933276）

9 ）Myles PS, et al：Importance of intraoperative oliguria during major abdominal surgery：findings of the Restrictive versus Liberal Fluid Therapy in Major Abdominal Surgery trial. Br J Anaesth, 122：726-733, 2019（PMID：30916001）

10）Shim JW, et al：Role of intraoperative oliguria in risk stratification for postoperative acute kidney injury in patients undergoing colorectal surgery with an enhanced recovery protocol：A propensity score matching analysis. PLoS One, 15：e0231447, 2020（PMID：32302336）

11）Neyra JA, et al：Cumulative Fluid Balance and Mortality in Septic Patients With or Without Acute Kidney Injury and Chronic Kidney Disease. Crit Care Med, 44：1891-1900, 2016（PMID：27352125）

12） Salahuddin N, et al：Fluid overload is an independent risk factor for acute kidney injury in critically Ill patients：results of a cohort study. BMC Nephrol, 18：45, 2017（PMID：28143505）

13） Goren O & Matot I：Perioperative acute kidney injury. Br J Anaesth, 115 Suppl 2：ii3-i14, 2015（PMID：26658199）

14） Gupta R & Gan TJ：Peri-operative fluid management to enhance recovery. Anaesthesia, 71 Suppl 1：40-45, 2016（PMID：26620145）

15） Futier E, et al：Effect of Individualized vs Standard Blood Pressure Management Strategies on Postoperative Organ Dysfunction Among High-Risk Patients Undergoing Major Surgery：A Randomized Clinical Trial. JAMA, 318：1346-1357, 2017（PMID：28973220）

16） Chappell D, et al：A rational approach to perioperative fluid management. Anesthesiology, 109：723-740, 2008（PMID：18813052）

17） Myburgh JA, et al：Hydroxyethyl starch or saline for fluid resuscitation in intensive care. N Engl J Med, 367：1901-1911, 2012（PMID：23075127）

18） Guidet B, et al：Assessment of hemodynamic efficacy and safety of 6% hydroxyethylstarch 130/0.4 vs. 0.9% NaCl fluid replacement in patients with severe sepsis：the CRYSTMAS study. Crit Care, 16：R94, 2012（PMID：22624531）

鵜澤康二（Kohji Uzawa）

杏林大学医学部 麻酔科学教室
麻酔医師として16年．さまざまな重症病態を経験．筆者の疑問は「重症敗血症患者の救命率，社会復帰率の向上のために何をなすべきか？」である．内皮細胞機能，特にin vivo glycocalyxの研究で，内皮細胞機能保護を有する製剤開発を目標に臨床と研究を行っています．微小循環環境に興味がある方，ご連絡を！

安藤直朗（Tadao Ando）

杏林大学医学部 麻酔科学教室
日々，膨大な量の医学情報が発生する現在の医療におき，すべて理解し実践することは無理だと思います．自分にとって必要な情報を選別しながら，でも食わず嫌いをせずにさまざまな方面の知識を貪欲にアップデートすることこそ，良医への道かと思います．ともに頑張っていきましょう．

吉川貴紘（Takahiro Yoshikawa）

杏林大学医学部 麻酔科学教室
これから医療の場で働くことに対し，不安な思いをもつことが多いかと思います．しかし，そのような気持ちになることは，誰にでもあると思います．できることを一つずつやっていき，知識・技術を身につけていきましょう．いつか皆さんと，将来ともに働ける日を楽しみにしています．良医をめざしともに，頑張りましょう．

術中に発生するショック時の鑑別と対応

平本芳行，髙橋伸二

① カプノグラムはABCのモニターである

② 手術室でのショックの原因検索にはエコーが有用

③ CPAになる前にABCの安定化と根本治療をすばやく同時に行う

はじめに

　ショックとは，「生体に対する侵襲あるいは侵襲に対する生体反応の結果，重要臓器の血流が維持できなくなり，細胞の代謝障害や臓器障害が起こり，生命の危機に至る急性の症候群」と定義されます[1]．ショック＝低血圧のイメージがあるかもしれませんが，ショックは生体の緊急事態であり，交感神経系の緊張によって血圧が保たれていることもあるため，血圧の値だけをみて油断してしまうことは危険です．

　全身麻酔中の患者さんでは，覚醒時に比べて血圧が低くコントロールされていることがほとんどですし，逆にエフェドリンやフェニレフリンによって一時的に昇圧されることも多いため，深刻な循環虚脱の状態に陥ってようやくショックに気がつくということもあります．また，意識障害は脳の循環障害を意味するため，ショックの重要な徴候の1つですが，鎮静時には評価ができません．体に覆布がかかっているため身体診察もままならないなかで，適切な対処が求められます．

症例

　交通事故による高エネルギー外傷で搬送された28歳男性，身長173 cm，体重65 kg．特に既往なし．大腿骨骨幹部開放骨折に対して緊急で観血的整復術を予定された．

　救急隊接触時から手術室入室までABCDは一貫して安定していた．救急外来でのEFASTは陰性，Trauma Pan-scanでは大腿骨以外に胸骨骨折，右第4～6肋骨骨折と右少量血胸を認めたが，動脈相で撮影範囲内に造影剤の血管外漏出は認めなかった．

　十分な酸素化の後プロポフォール，フェンタニル，ロクロニウムを投与して迅速導入，ビデオ喉頭鏡を用いて経口気管挿管を行い，呼吸回路に接続，人工呼吸を開始した．目視で胸郭の上がりは良好，チューブ内が呼吸性に曇ることを確認，聴診上呼吸音の左右差なく，清．当初カプノグラムは図1Aのようであった．抗菌薬の点滴を開始し，大腿神経ブロック中に生体モニターのアラームが鳴った．カプノグラムが図1Bのように変化していた．麻酔器の人工呼吸器には高圧アラームと換気量アラームが表示されている．バイタルサインは血圧56/44 mmHg，心拍数143回/分，洞調律，SpO_2 88％，$ETCO_2$ 17 Torrである．

ABCD：airway, breathing, circulation, dysfunction of CNS（気道，呼吸，循環，中枢神経系）
EFAST：extended focused assessment with sonography for trauma

1 　カプノグラム

　　　手術室で何かが起きたときにまず注目するべきはカプノグラムです．近年よくいわれるように，$ETCO_2$（呼気終末二酸化炭素分圧）は最も信頼できる気道のモニターですが[2]，モニタリングできることは気道の情報だけではありません．呼気にCO_2が排出されるためには，肺でのガス交換だけでなく，肺循環も保たれている必要があります．肺にCO_2が運ばれてこなければ，いくら呼吸をしてもCO_2を排出することはできません．カプノグラムの波形

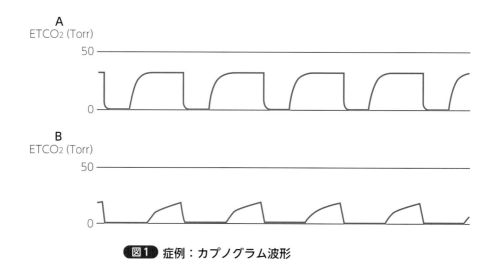

図1 症例：カプノグラム波形
A）人工呼吸開始直後，B）アラームが鳴った時点.

や値が正常であれば，A（気道）が確保されていて，B（呼吸）をしており，C（循環）も保たれていることがわかります．カプノグラムはABCすべてにかかわるモニターなのです．

それでは，$ETCO_2$が低値の場合，どんな原因を考えたらよいでしょうか？

- A（気道）の異常：人工呼吸回路のリーク，気管チューブの折れ曲がり，カフ漏れ，声門上器具の位置異常
- B（呼吸）の異常：過換気，低換気，気道内圧上昇
- C（循環）の異常：体循環・肺循環の破綻＝ショック・CPA（cardiopulmonary arrest，心肺停止）

症例では確実に気道確保に成功しましたが，その後人工呼吸回路内圧が上昇しており，$ETCO_2$が低下しています．バイタルサインからはBとCの異常が考えられます．まずはAの異常がないか再確認しながら，BとCの異常について評価していきましょう．

2 ショックの鑑別と分類

1) ショックの鑑別

患者さんがショックになった場合，ABCの安定化と原因検索・治療を同時かつ最速で行う必要があります．じっくり鑑別を考える時間的余裕はありません．ショックとはつまりCPAの一歩手前です．CPAの原因検索では5H & 5Tを考えます．ショックの鑑別でも5H & 5Tを頭に浮かべておくとよいでしょう（表）．

表 5H & 5T

5H	Hypovolemia	循環血液量減少
	Hypoxia	低酸素症
	Hydrogen ion	水素イオン（アシドーシス）
	Hypo-/Hyperkalemia	低／高カリウム血症
	Hypothermia	低体温症
5T	Tension pneumothorax	緊張性気胸
	Tamponade, cardiac	心タンポナーデ
	Toxins	毒物
	Thrombosis, pulmonary	肺動脈血栓症
	Thrombosis, coronary	冠動脈血栓症

2) ショックの分類

ショックを循環障害の要因によって分類すると，以下の4つに大別されます．

① 循環血液量減少性ショック（hypovolemic shock）
② 心原性ショック（cardiogenic shock）
③ 心外閉塞・拘束性ショック（obstructive shock）
④ 血液分布異常性ショック（distributive shock）

症例に照らし合わせながら，それぞれについてみていきましょう．

❶ 循環血液量減少性ショック

手術室で最も遭遇しやすいショックは出血や脱水，血管透過性亢進（熱傷・汎発性腹膜炎・イレウスなど）による循環血液量減少性ショックです．日本麻酔科学会の偶発症調査によると，全身麻酔中の死亡原因の第1位は出血です[3]．危機的出血はいつはじまるかわかりません．看護師さんから報告される出血量だけでなく，術野で血液を吸引する音，吸引瓶の量の変化，心拍数の変化に敏感に反応する必要があります．日本麻酔科学会による「危機的出血への対応ガイドライン」[4] も確認しておきましょう．

症例のような大腿骨骨折では1,000～2,000 mL程度の出血が見込まれますし，高エネルギー外傷であるため血胸が増悪した可能性や腹腔内出血が見逃されていた可能性も考慮するべきです．初療時は陰性だったとしても，もう一度FAST[5] を行いましょう．

出血に対する根本的な対応は止血と輸血であり，最大の防御は太い静脈輸液路の確保です．Hagen-Poiseuilleの法則によれば，粘性流体が管径一定の円管を層流で流れる場合，流速は円管の半径の4乗に比例します．留置針としてSupercath®5を使用する場合，22 Gの全開自然滴下での流量は31 mL/分，20 Gで55 mL/分ですが，18 Gでは100 mL/分，16 Gだと183 mL/分，14 Gならなんと272 mL/分です．太い末梢ルートをとる技術を日々磨くことが救命の鍵を握っています．

❷ 心原性ショック

急性心筋梗塞・心筋炎・弁膜症・心損傷などの心筋障害や，洞不全症候群・房室ブロック・心室頻拍・上室性頻拍などの不整脈によって心臓がアウトプットできなくなった状態です．今回の症例では胸部外傷を併発していて胸骨骨折を認めており，心損傷の可能性は否定できません．術前の血液検査で心筋逸脱酵素の上昇がないか，新規の不整脈の出現がないか，確認する必要があります．

心エコーは心原性ショックの診断に不可欠です[6]．経胸壁でのアクセスが難しい場合，禁忌がなければ経食道心エコーを活用しましょう．仰臥位でも鮮明な画像を描出できる，大動脈の観察が容易，ハンズフリーで持続的に心収縮をモニタリングできる，蘇生中であっても胸骨圧迫を止めずに原因検索や評価が可能，補助循環装置の導入時にガイドワイヤーやカニューレ先端の位置確認が容易など，経食道心エコーは経胸壁心エコーに対してメリットが多くあります．手術室内での原因不明のショックの際には経食道心エコーが有用となります．

❸ 心外閉塞・拘束性ショック

　肺血栓塞栓症・急性大動脈解離による主要な心・血管の閉塞や，緊張性気胸・陽圧呼吸による胸腔内圧上昇，心タンポナーデなどの心圧迫によるショックです．**胸部外傷では，気管挿管後の陽圧換気によって遅発性に気胸が出現し，急激に増悪して緊張性気胸になることがあるため，挿管後しばらくは警戒する必要があります**[7]．今回の症例では挿管後のタイミングでショックとなり，SpO_2 が低下している点で，緊張性気胸は積極的に疑うべきです．心損傷による心タンポナーデも考えられるため，すみやかに聴診と胸部エコー検査を行いましょう．気胸の診断において臥位の X 線よりもエコー検査の方が感度は高いと報告されています[8, 9]．最近は病棟でも手術室でも，起動が速く画質のよいポータブルエコーが配備されるようになってきています．最低限のエコー検査はもはや医師としての基本技能です．

　緊張性気胸なら緊急脱気・胸腔ドレナージ，心タンポナーデに対しては心囊ドレナージか心膜開窓術と，すみやかな原因の解除が治療の基本です．ドレナージさえ成功すれば劇的に循環動態が改善します．

❹ 血液分布異常性ショック

　薬物・ハチ・食物によるアナフィラキシー，敗血症，急性副腎不全，脊髄損傷・血管迷走神経反射などの神経原性がこれにあたります．症例では抗菌薬投与中にショックとなっており，麻酔の導入で使用した薬剤や抗菌薬によるアナフィラキシーの可能性が考えられます．すぐに皮膚所見を確認しましょう．**多種多様な薬剤を投与する手術中はアナフィラキシーの発生率が高いにもかかわらず，覆布によって皮膚症状に気がつきにくいため，低血圧の鑑別として常に頭の中においておく必要があります**．また，皮膚症状の全くないアナフィラキシーもあることを忘れてはいけません．

　アナフィラキシーを疑った場合，治療は ABC の安定化，アドレナリンの投与につきます．とにかくアドレナリンの投与です．日本麻酔科学会によるプラクティカルガイドでは，0.2 µg/kg 静注が推奨されています[10]．これは体重 50 kg の場合 10 µg になります．アドレナリン 1 mg（1 A）を 100 mL の生理食塩水ボトルに混注したものを 1 mL 投与するのが最速です．

　ところで，アナフィラキシーに対するアドレナリンといえば，0.3 ～ 0.5 mg を大腿外側に筋注するのが常識ですね．本当に上記の推奨の通り静注してよいのでしょうか？

　救急外来やプレホスピタルでは，モニタリングされていない，もちろんラインも確保されていない状態の患者さんにアドレナリンを投与する場面が多いです．循環虚脱の患者さんを前にまずライン確保からはじめていては間に合いません．また，モニターがついていなければ不整脈などの異変に気づくのが遅れます．そのため，アドレナリンの静注はハードルが高くなり，スピードと安全性を考慮した結果，筋注が推奨されます．一方，手術室ではほとんどの場面でラインが確保されていますし，モニターも必ず装着されています．麻酔科医や手術室の看護師さんにとって薬剤の希釈は手慣れたものです．覆布がかかっているので，大腿外側にアクセスするより静注の方がよっぽど簡単ですばやくできます．こ

アドレナリン（アドレナリン注 0.1％ シリンジ・ボスミン ® など）

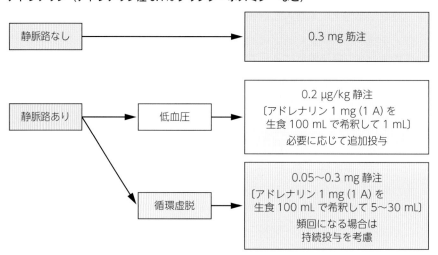

図2 アナフィラキシーに対するアドレナリンの投与方法
文献 10 より作成.

のような理由から，手術室では筋注よりも静注が推奨されています．もちろん，まだライ
ンが入っていないのであれば，迷わず筋注しましょう（図2）．何があってもアドレナリン
の投与を遅らせてはいけません．

3 ショックへの対応

　まずは何はともあれ人を集めましょう．後から来た人の方が冷静です．Aライン，追加
の末梢静脈ラインの確保や，いざというときの胸骨圧迫やポンピング，記録のためにも，
人手は多いに越したことはありません．

　同時に輸液を全開しつつ，供給ガスの F_1O_2 を 100 ％に，麻酔薬は最小限にしましょう．
術野での出血など，原因が明らかであればすみやかにそれに応じた介入をします．原因が
わからない場合，とりあえずエフェドリンやフェニレフリンなどの一時的な昇圧薬を投与
して時間を稼ぎながら，ABC をそれぞれ評価して安定化していくしかありません．患者さ
んがCPAになる前に根本治療ができるかどうかの勝負なので，時間稼ぎも大事です．

　今回の症例であれば，Aに問題がなければ，Bの原因で気道内圧が上昇しています．手
動換気に切り替えて換気抵抗を確認しましょう．アナフィラキシーによる気管支痙攣か，
気胸による胸腔内圧上昇の可能性が高そうです．まずは皮膚症状，皮下気腫の有無を確認
します．アナフィラキシーが疑わしければアドレナリン 0.2 μg/kg 静注です．皮膚症状がな
ければ聴診か胸部エコーをして，気胸があれば緊急脱気，胸腔ドレナージです．解除後は
そこで満足せず，もう一度ABCを評価して，状態が改善したか確認することを忘れてはい
けません．

4　手術室での心肺蘇生

　手を尽くしても間に合わず患者さんがCPAになってしまった場合，胸骨圧迫から心肺蘇生をはじめることになります．ここで最も重要なことは，**すみやかにCPAを覚知すること**です．患者さんの意識や自発呼吸がないことが当たり前の手術室では，CPAになっていることに気がつきにくいものです．もうすでに患者さんがCPAになってしまっているのに，いつまでも胸骨圧迫を開始しなければ脳へのダメージは取り返しのつかないことになります．ショックはCPAに進展することを常に忘れてはいけません．AとBの問題がないのにカプノグラムでETCO2が15 Torr以下の場合は，CPAの可能性があると考えて，頸動脈の触知を確認しましょう．

　CPAと覚知さえしてしまえば，あとは通常通りACLS（advanced cardiovascular life support，二次救命処置）を行います．ショックから続くCPAであれば波形はPEA（pulseless electrical activity，無脈性電気活動）か心静止でしょうから，PEAのアルゴリズム，つまり質の高い胸骨圧迫とアドレナリン，原因検索が重要です．もちろんVF（ventricular fibrillation，心室細動）ならば除細動ですが，リズムが戻ったとしても根本治療がなされていなければ少なくともショックは継続します．一時的にROSC（return of spontaneous circulation）したとしても，気を緩めずに原因検索と根本治療を継続しましょう．

おわりに

　麻酔科医は，鎮痛鎮静や気道確保のプロフェッショナルであるだけでなく，ABCを安定化させるプロフェッショナルであるべきです．麻酔科研修で学ぶべきことも同じで，挿管やライン確保の手技をこなすだけで満足せず，ダイナミックに変動する全身状態を管理する術を学んでいきましょう．

引用文献

1）「救急診療指針 改訂第5版」（日本救急医学会/監），へるす出版，2018

2）Japanese Society of Anesthesiologists：JSA airway management guideline 2014：to improve the safety of induction of anesthesia. J Anesth, 28：482-493, 2014（PMID：24989448）

3）日本麻酔科学会：術中心停止に対するプラクティカルガイド．2021
　　http://anesth.or.jp/files/pdf/practical_guide_for_central_arrest.pdf

4）日本麻酔科学会，日本輸血・細胞治療学会：危機的出血への対応ガイドライン．2007
　　http://anesth.or.jp/files/pdf/kikitekiGL2.pdf

5）「外傷初期診療ガイドラインJATEC 改訂第6版」（日本外傷学会，日本救急医学会/監），へるす出版，2021

6）Breitkreutz R, et al：Focused echocardiographic evaluation in resuscitation management：concept of an advanced life support-conformed algorithm. Crit Care Med, 35：S150-S161, 2007（PMID：17446774）

7）Omar HR, et al：Occult pneumothorax, revisited. J Trauma Manag Outcomes, 4：12, 2010（PMID：21034445）

8) Kirkpatrick AW, et al：Hand-held thoracic sonography for detecting post-traumatic pneumothoraces：the Extended Focused Assessment with Sonography for Trauma（EFAST）. J Trauma, 57：288-295, 2004（PMID：15345974）

9) Blaivas M, et al：A prospective comparison of supine chest radiography and bedside ultrasound for the diagnosis of traumatic pneumothorax. Acad Emerg Med, 12：844-849, 2005（PMID：16141018）

10) 日本麻酔科学会：アナフィラキシーに対する対応プラクティカルガイド. 2021
http://anesth.or.jp/files/pdf/response_practical_guide_to_anaphylaxis.pdf

Profile

平本芳行（Yoshiyuki Hiramoto）

順天堂大学医学部附属浦安病院 麻酔科
今や絶滅危惧種となりつつある救急系麻酔科医. 師匠を追って茨城県から千葉県へやって来ました. 浦安は毎晩花火が上がるよい街です.

髙橋伸二（Shinji Takahashi）

順天堂大学医学部附属浦安病院 麻酔科 教授
ぜひ, 浦安へ！

体温管理の基本
術中体温維持とアウトカムへの影響

立花俊祐，山蔭道明

① 術中低体温は，麻酔の覚醒を遅延させるだけでなく，虚血性心イベントの増加や術後創部感染を引き起こす

② 麻酔中に体温管理を行ううえで，理解するべきしくみの1つに"再分布性低体温"がある

③ 術中低体温を予防するために重要なことは，正確で持続的な体温測定と適切な加温である

④ 海外のガイドラインには，体温管理について具体的な数値目標を提示し，その効果を明言しているものもある

はじめに

　　手術中の低体温は，予後（アウトカム）に影響することが知られています．特に，全身麻酔下での長時間にわたる手術では，体温が低下してしまう条件が重なり，体温のコントロールに難渋することがあります．手術中の低体温はどのような機序で起こるのでしょうか？ そして，低体温を回避するためにどのような対策を立て，実際の麻酔管理を行うべきなのでしょうか？ 本稿では，周術期における体温測定法や体温管理法を提示したうえで，術後アウトカムを保持するために，麻酔科医が手術室で実践していることについて解説していきたいと思います．

1　術中低体温がアウトカムへ与える影響

　　麻酔管理中の低体温は，アウトカムにさまざまな影響を及ぼすとされています．薬剤代

謝が遅くなることによって麻酔からの覚醒も遅くなり，覚醒後には患者さんにとってたいへん不快であるシバリングを生じる原因となります．よって麻酔科医にとっては，手術終了後の麻酔時間が延長してしまうだけでなく，患者さんの覚醒の質が悪いことを反省せざるを得ない場面に遭遇することになります．

しかしながら術中の低体温は，これら表面上の副反応を引き起こすだけでなく，よりクリティカルな合併症の原因となる可能性を有しています．術中の低体温がアウトカムに与える影響としては，創部感染[1] や虚血性心イベントの増加[2]，院内死亡率の上昇，入院期間の延長[3] などがあげられます．

 ここがポイント：術中高体温について

術中の体温測定の意義は，低体温の監視だけではなく，過剰な高体温とならないように監視するというところにもあります．手術麻酔中の高体温は，ほとんどの場合がうつ熱によるゆるやかな体温上昇なのですが，ごくまれに"悪性高熱症"によるものがあります．吸入麻酔薬や脱分極性筋弛緩薬の使用後に急激な体温上昇を認めたときには，救命のためのすみやかな介入が必要です[4]．

2　麻酔管理中の低体温のしくみ

1）低体温に陥るしくみ

なぜ麻酔中に低体温が生じるのでしょうか？複数の原因があると考えますが，麻酔中の低体温に特有の原因としてまず理解しなければならないのは，"再分布性低体温"という現象です．再分布性低体温とは，麻酔導入後に熱が中枢から末梢へと再分布し，短時間で中枢温がおよそ1〜1.5℃低下することをさします[5]．

 ここがピットフォール：再分布性低体温の原理と予防

麻酔導入前には，患者さんの末梢血管は収縮していることが多く，体幹中枢に熱が集中しています．この状態で全身麻酔を導入すると急激に末梢血管が拡張し，中枢から末梢に熱が移動します．末梢に移動した熱は血管の拡張に伴って体外に放出され，全体的な熱量低下を招き低体温に移行します．低体温の予防には，導入前から熱量を貯めておくこと（プレウォーミング）と早い段階での加温が効果的です．

また本来，低体温時にはシバリングを積極的に起こして熱産生を高める生理的機能がありますが，筋弛緩薬使用の麻酔下ではシバリングが生じないため，低体温からの脱却がより困難になります．体温調節機能が未熟な小児症例やフレイル（加齢に伴う機能変化や予備能力低下によって，健康が脆弱な状態）に陥っている高齢者症例では，これらの傾向がより顕著になるでしょう．

2）麻酔管理中の低体温：2症例を比較して

ここでは，われわれが体温管理に苦慮した症例を含めた2症例を提示します．どちらも

超低出生体重児に対する動脈管開存症（patent ductus arteriosus：PDA）の結紮術でした．体位は右側臥位，体温維持のために手術室を積極的に保温（28℃設定）し，体幹はウォーターパッドを用いて加温しました．

> ▶ ここがポイント：小児は低体温に陥りやすい！
>
> 小児（特に乳幼児）はその生理学的特性から，外部環境の影響を受けやすく体温管理も難しいとされます．成人と比較すると，体重あたりの体表面積が大きく，皮下脂肪や筋肉が少なく熱産生のためのシバリングが非効率的であり，体温調節中枢も未発達です．成人とは異なる体温管理の工夫が必要になります．

症例1では入室時より低体温で，効果的に加温を行うことができず術中に低体温が進行しました（図1）．症例2では体温を適切に維持することが可能でした（図2）．2つの症例

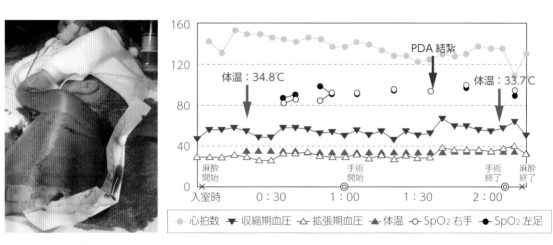

図1 症例1の麻酔管理（アンダーボディブランケット不使用）
在胎25週1日に体重758gで出生，日齢5日

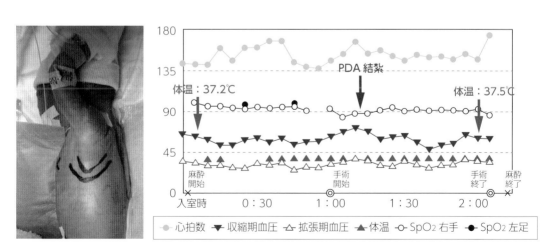

図2 症例2の麻酔管理（アンダーボディブランケット使用）
在胎26週6日に体重882gで出生，日齢7日

では麻酔法や麻酔時間にはほとんど違いがなく，アンダーボディブランケットの使用有無のみで顕著な差を生じました．このことから，**特殊な症例であればあるほど細やかな管理が求められる**ことを教訓にしなければなりません．

3 正確な体温測定と適切な加温

麻酔中には，術式や手術部位，体位などの要素を考慮して，体温の測定部位や使用するデバイスを選択することが多いです．同様に術中の加温方法に関しても手術進行の妨げにならないように工夫しています．

1) 術中の持続的体温測定

日本においては，持続的な体温測定方法として直腸温や膀胱温を選択している施設が多いとされています．しかしながら，体温プローブ挿入は侵襲的で，体温値の精度が低く追従性にも乏しい症例をしばしば見かけます．最近では，鼓膜温や体表上から中枢温を測定することが可能なデバイスが登場し，術中の体温測定の幅が広がっています．われわれの施設では，連続測定が可能な耳赤外線体温計CEサーモ®（ニプロ）や，前額部にセンサを貼付することで中枢温を測定する3M™ ベアーハガー™ 深部温モニタリングシステム（スリーエム ジャパン，図3）などを，症例に応じて使用しています．これらの体温モニタリングデバイスに共通していることは，① 患者さんとの接触部分がディスポーザブルで症例ごとに清潔を保つことができる，② 低侵襲に装着することができる，③ 麻酔科医がいる頭側からのアクセスが容易であり扱いが簡単であることです．

2) 術中の加温

体温を維持するためにいくつかの加温法があります．例えば，冷たい輸液ではなく温めた輸液を点滴投与し，術野の妨げにならないように体を加温することが一般的です．また，温風式加温装置の使用は，体温管理において高いエビデンスが証明されています[6]．

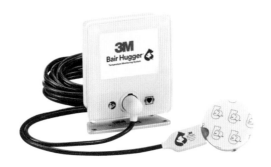

図3 3M™ ベアーハガー™ 深部温モニタリングシステム
（スリーエム ジャパン）

4 体温管理のガイドラインと目標体温

日本麻酔科学会は，「安全な麻酔のためのモニター指針」を作成し『患者の安全を維持確保するために体温の測定を行うこと』と勧告しています[7]．また，『この指針は全身麻酔，硬膜外麻酔および脊髄くも膜下麻酔を行うときに適用される』とも明記があり，麻酔法の違いにかかわらず，バイタルサインとして体温測定が重要であると周知しています．

海外における体温関連のガイドラインを検索すると，英国の国立医療技術評価機構（National Institute for Health Care Excellence：NICE）は，周術期の体温維持に関して詳細なプロトコルを提示しています[8]．このプロトコル（図4）では，体温の目標値を明らかにしながら加温基準を設定し，手術室環境や輸液の適正温度にまで言及することで，たいへん進歩的な内容である印象を受けます．またNICEは，術中加温を行わないで有害イベントが起こった際に，どの程度の金銭的損失になるのかも算出しており，加温の費用対効果を明らかにしている点は視覚的にも理解しやすいかもしれません．

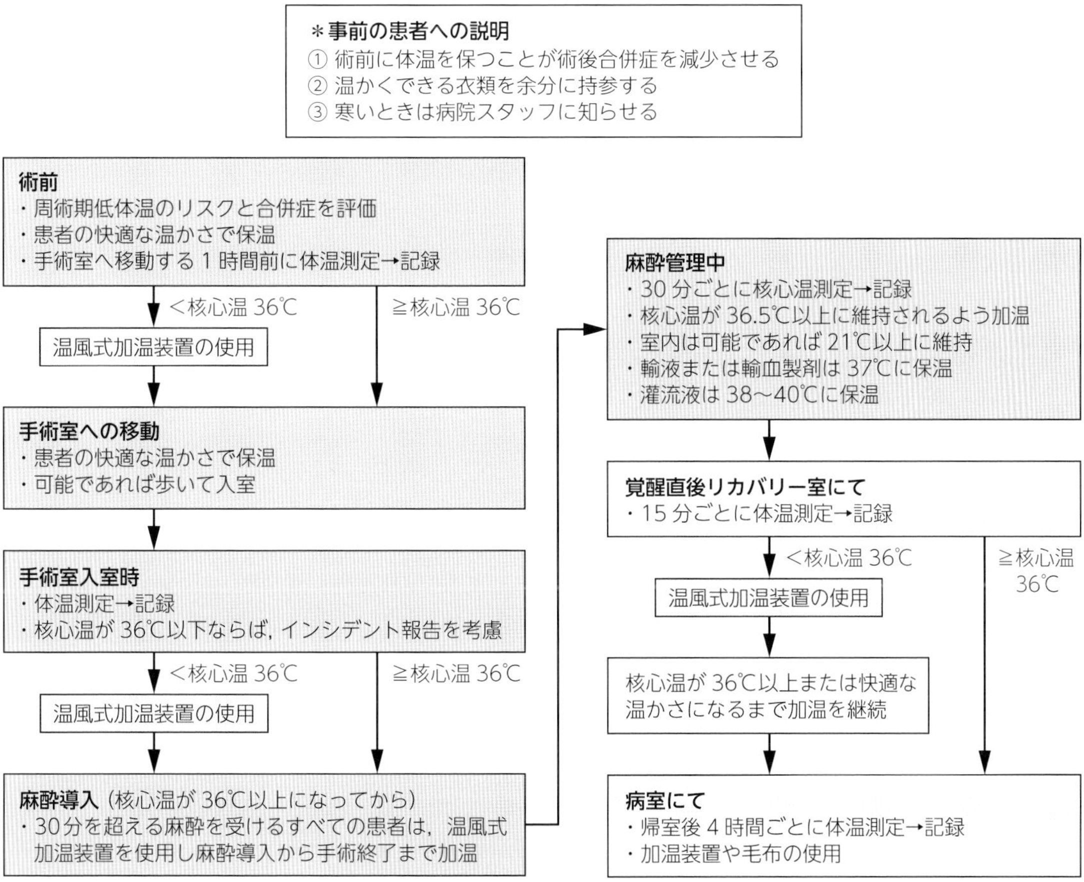

```
＊事前の患者への説明
① 術前に体温を保つことが術後合併症を減少させる
② 温かくできる衣類を余分に持参する
③ 寒いときは病院スタッフに知らせる
```

術前
・周術期低体温のリスクと合併症を評価
・患者の快適な温かさで保温
・手術室へ移動する1時間前に体温測定→記録

＜核心温 36℃ → 温風式加温装置の使用
≧核心温 36℃

手術室への移動
・患者の快適な温かさで保温
・可能であれば歩いて入室

手術室入室時
・体温測定→記録
・核心温が36℃以下ならば，インシデント報告を考慮

＜核心温 36℃ → 温風式加温装置の使用
≧核心温 36℃

麻酔導入（核心温が36℃以上になってから）
・30分を超える麻酔を受けるすべての患者は，温風式加温装置を使用し麻酔導入から手術終了まで加温

麻酔管理中
・30分ごとに核心温測定→記録
・核心温が36.5℃以上に維持されるよう加温
・室内は可能であれば21℃以上に維持
・輸液または輸血製剤は37℃に保温
・灌流液は38〜40℃に保温

覚醒直後リカバリー室にて
・15分ごとに体温測定→記録

＜核心温 36℃ → 温風式加温装置の使用
≧核心温 36℃

核心温が36℃以上または快適な温かさになるまで加温を継続

病室にて
・帰室後4時間ごとに体温測定→記録
・加温装置や毛布の使用

図4 周術期低体温予防のプロトコル
文献9を参考に作成．

おわりに

　手術・麻酔中の体温管理の基本について概説しました．今回説明した内容は，手術室だけではなく，周術期全般，つまり救急外来や集中治療室でも通じることがあるかと思います．また，最近ではCOVID-19のパンデミックにより，体温測定や熱発の定義に関してさらに注意を払わなければならない時代になりました．本稿でのピットフォールが明日の医療に生かされることを祈っています．

引用文献

1）Kurz A, et al：Perioperative normothermia to reduce the incidence of surgical-wound infection and shorten hospitalization. Study of Wound Infection and Temperature Group. N Engl J Med, 334：1209-1215, 1996（PMID：8606715）

2）Frank SM, et al：Perioperative maintenance of normothermia reduces the incidence of morbid cardiac events. A randomized clinical trial. JAMA, 277：1127-1134, 1997（PMID：9087467）

3）Scott AV, et al：Compliance with Surgical Care Improvement Project for Body Temperature Management（SCIP Inf-10）Is Associated with Improved Clinical Outcomes. Anesthesiology, 123：116-125, 2015（PMID：25909970）

4）日本麻酔科学会 安全委員会：悪性高熱症患者の管理に関するガイドライン2016．2016
https://anesth.or.jp/files/pdf/guideline_akuseikounetsu.pdf

5）Matsukawa T, et al：Heat flow and distribution during induction of general anesthesia. Anesthesiology, 82：662-673, 1995（PMID：7879935）

6）Sessler DI：Mild perioperative hypothermia. N Engl J Med, 336：1730-1737, 1997（PMID：9180091）

7）日本麻酔学会：安全な麻酔のためのモニター指針．2014
https://anesth.or.jp/files/pdf/monitor3_20190509.pdf

8）National Institute for Health and Care Excellence：Hypothermia：prevention and management in adults having surgery. 2008
https://www.nice.org.uk/guidance/cg65

9）National Collaborating Centre for Nursing and Supportive Care：The Management of Inadvertent Perioperative Hypothermia in Adults. 2008（PMID：21678626）

Profile

立花俊祐（Shunsuke Tachibana）

札幌医科大学医学部 麻酔科学講座 助教
コロナが流行して以降，“周術期の体温”に関しては注目されているように感じます．周術期体温管理だけではなく，手術を継続・維持して行うための感染対策（「手術室環境学」が正しいでしょうか）についても，麻酔科医が主導して取り組めることがあるのではないかと思っています．

山蔭道明（Michiaki Yamakage）

札幌医科大学医学部 麻酔科学講座 教授
周術期の体温管理は，呼吸循環管理と同様，麻酔科医の重要な業務の一つです．どの体温をモニターし，どのような方法で患者の加温・保温を行うか．常に他職種医療者とチームワークを組んで対応しましょう．“外科侵襲から患者を守る”麻酔科専門医をめざす医師が一人でも多く仲間になってくれることを楽しみにしています．

覚醒に向けた対応と抜管の方法

磯野史朗

① 手術室退出時の目標は，筋収縮回復，自発呼吸回復，意識レベル回復，上気道維持の4項目を達成することである

② 覚醒後の抜管では，上気道閉塞関連合併症が少なくなる

③ 深麻酔抜管では，気道反射関連合併症が少なくなる

④ 深麻酔抜管の場合には，声門上器具を活用する

1　全身麻酔からの覚醒は，導入の逆プロセスではない

　　手術が終了すれば，麻酔薬の投与を中止し，麻酔からの覚醒に向けた対応を開始することになります．通常の全身麻酔導入時には，意識消失，自発呼吸停止，筋弛緩が，この順番で急速に達成され，気管挿管（気道確保）が行われます．全身麻酔からの覚醒過程においては，筋弛緩からの回復，自発呼吸の回復，そして麻酔からの覚醒を確認して気管チューブを抜去する流れとなります．この全身麻酔からの覚醒過程は，全身麻酔導入時に失った機能を順番に回復する過程ですが，単に全身麻酔導入と逆の過程というわけではありません．全身麻酔導入時は，生理機能消失に対しては気管挿管と人工呼吸管理によって安全が確保される状態に向かいますが，覚醒過程においては，その安全が確保された状態から，手術侵襲の影響，麻酔薬や麻薬，筋弛緩薬などの薬剤の影響が残存したまま，患者さんが自ら安定した呼吸をできるようにすることが求められます．

2 全身麻酔覚醒時は，導入時よりも呼吸関連合併症が発生しやすい

　　したがって，全身麻酔からの覚醒過程は，麻酔導入時よりも呼吸関連合併症が発生しやすくなります．Asaiらの研究では，呼吸関連合併症の発生率は麻酔導入時が4.6％であるのに対して，抜管直後は12.6％でした[1]．咳や喉頭痙攣，上気道閉塞や低酸素血症など，気道反射と上気道閉塞に関連する合併症がほとんどであり，これらの合併症を起こすリスク因子は，男性であることと抜管時の麻酔深度が深いことでした．**したがって，呼吸関連合併症の発生を予防し安全に覚醒・抜管を行うためには，気道反射を誘発させないこと，よく覚醒してから抜管し上気道閉塞を起こさないことがポイント**です．男性がリスクである点も注目すべきではありますが，むしろ特異的なリスクはなく，すべての患者さんの麻酔管理において気道反射と上気道閉塞の回避にターゲットをおいた麻酔覚醒・抜管が重要です．残念なことに，まだ，日本の抜管ガイドラインはありませんが，抜管時に気道反射を制御する重要性はDAS（Difficult Airway Society）のガイドラインでも強調されています[2]．

3 覚醒・抜管の流れとポイント

　　図1に，全身麻酔からの覚醒・抜管のアルゴリズムを示します．手術が終了するまでには，覚醒・抜管の計画を立てましょう．手術侵襲の大きさや患者リスクによって手術開始前から未覚醒・未抜管での手術室退室が予定されている場合には，退室時に適切な鎮静と筋弛緩状態で集中治療室などに移動できるように準備します．手術室での覚醒と抜管を予定しているものの，抜管後の上気道閉塞などのリスクが存在する場合は，その対応も含めて，覚醒後に抜管を行うのか，深麻酔下に抜管を行うかの選択が必要です．

　　一般的に，覚醒後の抜管は上気道閉塞関連合併症を減らせる一方で，覚醒過程で気道反射が誘発されやすくなります．深麻酔抜管では気道反射関連合併症を減らせる一方で，覚醒過程で上気道閉塞のリスクが高くなります．それぞれのリスクに応じた対策が必要です．いずれの抜管方法であっても**手術室退室時には，筋収縮回復，自発呼吸回復，従命可能なレベルまでの意識の回復，そして上気道の維持の4つの項目を満たすべき**です．

4 手術終了から麻酔薬中止までの対応ポイント

　　図2には，覚醒・抜管で必須となる4項目の達成過程と退室までの流れを示します．低酸素血症，上気道閉塞や誤嚥などの呼吸関連合併症を減らすために有利な抜管時体位は，逆トレンデレンブルグ体位（頭高位）です．手術終了までは，必要な麻酔深度と筋弛緩レベルを維持しましょう．手術侵襲レベルの低下に従って麻酔深度は浅くしてもよいですが，少なくとも閉創，体位変換や体の移動，気管内や口腔内の吸引，消毒薬の清拭やドレーン

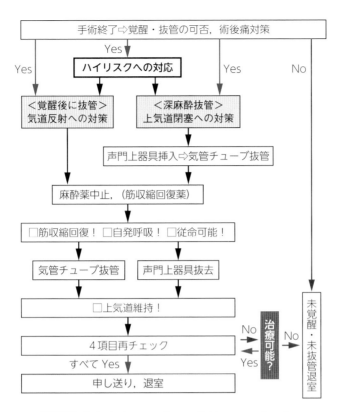

図1 全身麻酔からの覚醒・抜管のアルゴリズム

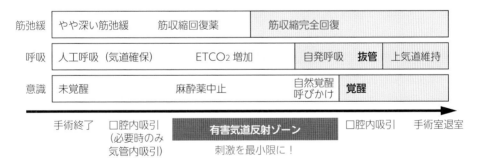

図2 覚醒・抜管での必須4項目の達成過程と退室までの流れ

　固定などの刺激でも体動が誘発されない麻酔深度を維持すべきです．気管内吸引は，血圧上昇や咳反射の誘発，中途覚醒の誘因となるリスクを有するため，必要時のみ行うべきであり，麻酔薬を中止する前に実施しましょう．一方，口腔内吸引や口腔内の清拭などは，麻酔薬中止前に丁寧に必ず実施すべきです．

　筋弛緩レベルは，スガマデクスによる回復が可能なPTC（post tetanic count）2以上，できればTOF（train of four：4連刺激）カウント2以上までは自然回復させておくと，それぞれスガマデクス4 mg/kg，2 mg/kgで筋収縮の完全回復が可能です．ネオスチグミン

ではなくスガマデクスを使用することで，術後呼吸関連合併症が30％減少するという報告もあります[3]．筋弛緩レベルの科学的なコントロールには，筋弛緩モニターは必須です〔「筋弛緩モニターの使い方とトラブルシューティング」（pp.1522〜1530）参照〕．

5 全身麻酔薬投与終了から患者覚醒までの対応ポイント

全身麻酔薬の投与を終了してから覚醒するまでは，麻酔深度が急速に浅くなり，外部からの刺激に生体が反応するようになります．筋弛緩も回復しているので，刺激に対しては大きな体動を伴うこともあります．大きな刺激を受けた部位で反射が誘発されるというわけではなく，例えば患者さんの体に触れるなど軽い刺激であっても，気管チューブが接する気管あるいは喉頭粘膜への機械的刺激となり，大きな体動を伴って咳反射などの喉頭反射を誘発することになります．この咳反射によって，血圧上昇，息こらえ，無呼吸，不規則な呼吸，低酸素血症などに進展することも稀ではありません．声門上器具で気道管理されている場合は，この喉頭反射は誘発されにくいですが，いったん誘発されると喉頭痙攣による低酸素血症の引き金となります．したがって，この期間は，これらの有害気道反射を誘発させる可能性のある外的刺激（体位変換や体の移動，気管内や口腔内の吸引，消毒薬の清拭やドレーン固定，目的もなく体に触れる，手術台に寄り掛かる）などを避けるべきです．気管チューブに触れる行為は厳禁と考えるべきです．文献的には，リドカイン1〜1.5 mg/kg静注，プロポフォール0.5 mg/kg静注，麻薬の使用，高二酸化炭素血症などは，咳反射誘発を抑制する作用があります[4]．

患者さんへ外的刺激を与えるのは，覚醒可能なレベルまで麻酔深度を浅くし，自然に開眼覚醒するか，あるいは軽い呼びかけで開眼するまで待つべきです．個人差はありますが，吸入麻酔薬の場合には呼気終末麻酔ガス濃度が，静脈麻酔薬の場合にはBIS値〔「麻酔深度のみかたとモニタリング」（pp.1514〜1521）参照〕が覚醒タイミングの目安となります．この覚醒までの間に，自発呼吸が出現し，呼気終末二酸化炭素分圧（$ETCO_2$）と呼吸数の確認ができることが理想的です．自発呼吸数が多い場合，少ない場合には，それぞれ不十分な鎮痛，麻薬の相対的過量などを疑い，対応しましょう．

6 全身麻酔覚醒過程での咳反射発生時の対応

覚醒過程での咳反射予防に最大限努力しても，人工呼吸下に覚醒途中で咳反射が誘発されることも稀ではありません．多くの場合大きな体動を伴い，ときには，その刺激で開眼することもあります．すでに呼気終末麻酔ガス濃度が十分低下し，BIS値も上昇している症例では，直ちに人工呼吸を停止し従命可能な意識レベルの確認ができれば，気管チューブを抜管しても抜管後の上気道閉塞は起こらず，麻酔科医の深呼吸指示にも従うことが可能かもしれません．ただし，その場合も，患者さん自身で呼吸を維持できるかどうかは不明であるので，麻酔科医の指示なしでも安定した自発呼吸が可能かどうかの確認は必要です．

しかし，麻酔科医が覚醒と判断して抜管したにもかかわらず，抜管後に従命できないために自発呼吸，上気道維持ができず，そのまま低酸素血症に陥るケースが，抜管後の典型的なトラブルです．覚醒途中での気道反射誘発を完全に避けることは不可能であり，例えば患者さんの従命がしっかり確認できれば抜管する，という選択肢もありますが，前述の通り抜管後の呼吸状態に不確実性があります．筆者の個人的な推奨は，プロポフォールを静注し再鎮静することです．覚醒後の抜管のメリットは，患者さんが完全に覚醒することにより，上気道閉塞なく自発的な呼吸再開が可能な点であるので，中途覚醒はそのメリットが失われたリスクのある抜管となってしまいます．

7 深麻酔抜管時の声門上器具活用のメリット

覚醒過程での気道反射を回避したい症例（気胸のリスクが高い肺気腫患者や肺手術患者，網膜剥離手術後など）や反回神経麻痺の有無を確認したい症例（甲状腺手術，頸部郭清手術，食道がん手術など）では，深麻酔下に声門上器具を挿入し，気管チューブを抜管する方法があります（図3）[5]．深麻酔抜管のデメリットとなりうる抜管後の上気道閉塞を声門上器具で補うことができるので，気道反射の予防と上気道閉塞の予防の両立が可能な優れた覚醒・抜管方法です．図3のように，気管支ファイバースコープを用いれば，声門上器具の挿入位置確認や声門部の開存状況などの確認が容易です．

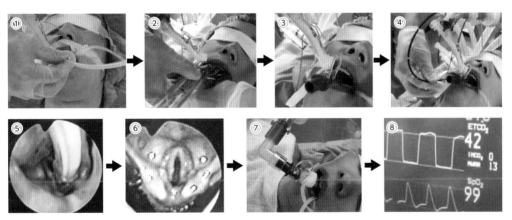

図3 深麻酔下に声門上器具を挿入し，気管チューブを抜去する方法
① 口腔内吸引，② 気管チューブの背面（頭側）に沿って声門上器具挿入，③ 声門上器具挿入完了，④ 気管支ファイバースコープを声門上器具内に挿入する，⑤ 気管支ファイバースコープで声門から挿入されている気管チューブを確認しながら抜去，⑥ 気管チューブ抜去後の上気道維持を確認，⑦ 声門上器具から換気開始，⑧ カプノグラム波形を確認．

8 抜管後から退室までのポイント

　覚醒時の気管チューブ抜管前や声門上器具抜去前には，図1の退室時に達成すべき4項目のうち筋収縮回復，自発呼吸回復，意識レベル回復が達成できているので，抜管後には上気道が維持できているかが最大の課題です．上気道閉塞は，覚醒状態になる場合には通常発生しません．つまり，従命可能な完全覚醒状態で気管チューブや声門上器具を抜去すればそのリスクは小さくなりますが，全身麻酔薬が残存している状態では，病棟帰室後など外部からの刺激が小さくなると入眠し，上気道閉塞が生ずる可能性もあります．術後鎮痛目的で麻薬が投与されている状態では，低酸素血症や心停止にも至りかねない中枢性，あるいは閉塞性の睡眠時呼吸障害が発生する恐れもあります．意識レベル低下時の上気道閉塞リスクが高い場合には，術後の酸素投与継続，経鼻エアウェイ挿入やハイフローネーザルカヌラやCPAP（continuous positive airway pressure，持続陽圧呼吸療法）の使用なども考慮すべきです．

■ 引用文献

1）Asai T, et al：Respiratory complications associated with tracheal intubation and extubation. Br J Anaesth, 80：767-775, 1998（PMID：9771306）

2）Popat M, et al：Difficult Airway Society Guidelines for the management of tracheal extubation. Anaesthesia, 67：318-340, 2012（PMID：22321104）

3）Kheterpal S, et al：Sugammadex versus Neostigmine for Reversal of Neuromuscular Blockade and Postoperative Pulmonary Complications（STRONGER）: A Multicenter Matched Cohort Analysis. Anesthesiology, 132：1371-1381, 2020（PMID：32282427）

4）Tung A, et al：Medications to reduce emergence coughing after general anaesthesia with tracheal intubation：a systematic review and network meta-analysis. Br J Anaesth：doi:10.1016/j.bja.2019.12.041, 2020（PMID：32098647）

5）Koga K, et al：Respiratory complications associated with tracheal extubation. Timing of tracheal extubation and use of the laryngeal mask during emergence from anaesthesia. Anaesthesia, 53：540-544, 1998（PMID：9709138）

Profile

磯野史朗（Shiroh Isono）

千葉大学医学部附属病院 麻酔・疼痛・緩和医療科
手術が終了すると緊張感がなくなり，覚醒・抜管という麻酔管理では最もリスクの高い場面での対応も注意力・集中力が欠けた状態になりやすいです．ここが，いよいよ大事な局面と考えてください．

特集関連バックナンバーのご紹介

特集とあわせて
ご利用ください！

2021年3月号 (Vol.22 No.18)

救急・ICUで使う
循環器の薬に強くなる！

緊急の循環管理を迷わず行うための、
処方の考え方・具体的な使い方を教えます

西山　慶／編

☐ 定価2,200円(本体2,000円+税10%)　☐ ISBN 978-4-7581-1658-9

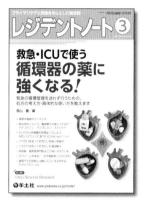

- ●「循環作動薬や抗血小板薬など，日常診療で使用することが容易に想定できる内容で大変勉強になりました」
- ●「大事なポイントがフローチャートや表にまとめられているため，復習しやすく現場でも活用できそうです」

2020年12月号 (Vol.22 No.13)

外科研修がはじまった！

栄養管理、疼痛・感染対策、外傷対応など
初期研修中に会得しておきたい外科的素養

今村清隆／編

☐ 定価2,200円(本体2,000円+税10%)　☐ ISBN 978-4-7581-1653-4

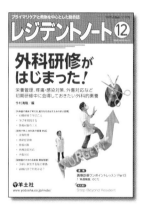

- ●「栄養管理や感染症に対する対応など，術後管理に必要なエッセンスが詰め込まれていて大変参考になりました」
- ●「"学びを実践する"の項は外科だけでなく，他科に進んでも役立つ医師の仕事術であると感じました」

2020年9月号 (Vol.22 No.9)

ICUの機器を使いこなそう

そのアラーム音は緊急か？
異常を逃さず、適切に介入するためのキホン

古川力丸，石川淳哉／編

☐ 2,200円(本体 2,000円+税10%)　☐ ISBN 978-4-7581-1649-7

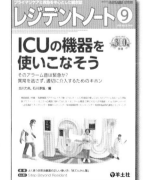

- ●「今までは「守りのアラーム」しか頭になかったので，「攻めのアラーム」の考え方は新鮮で非常に興味深いものでした」
- ●「人工呼吸器についていつも対応に苦慮しているので，とても有用な特集だったと思います」

詳細は **レジデントノート** HPで！

最新情報もチェック ▶

f residentnote
🐦 @Yodosha_RN

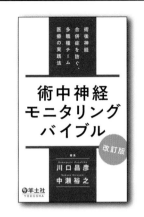
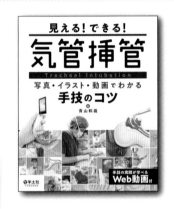

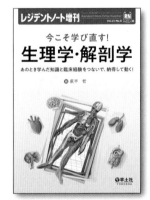

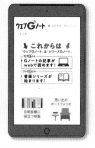

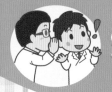

臨床検査専門医が
コッソリ教える…

検査のTips!

シリーズ編集／五十嵐 岳(聖マリアンナ医科大学 臨床検査医学講座)

第55回 血糖値を再検したら，短時間で下がっちゃった…どうして！？

五十嵐 岳

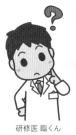

研修医 臨くん

先生，今日午前に受診された糖尿病疑い患者さんの空腹時血糖値を残余検体で午後再検したのですが，午前に測定したときには130 mg/dL あったのに午後には116 mg/dL と明らかな低値を示したんですよ．これはどうして…！？

あぁ，なるほど．それは採血管の性質によるものかも！？ では今回は血糖用採血管のしくみと問題点を説明していこうか！

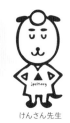

けんさん先生

解 説

● 血糖用採血管のしくみ

血液中のブドウ糖は採血後も血球から逸脱した解糖系酵素により代謝されるため，どんどん減少していってしまうんだ．フッ化ナトリウム（NaF）は脱カルシウム作用を有する抗凝固剤で解糖系酵素（エノラーゼ）に対する阻害作用を有しているため，血糖検査用の抗凝固剤として用いられているよ．

● 血糖用採血管の問題点

しかし，**NaF による解糖阻止効果発現には約3時間を要してしまう**．NaF が作用するエノラーゼは解糖系反応の下位酵素だから，エノラーゼの働きを停止させるまでグルコース消費は進んでしまうんだよね．そのため，**採血後1〜2時間の室温保存で血糖値は約10 mg/dL 減少する**ことが報告されているわけだ（図A）．EDTA試験管（図B）より小さい変動とはいえ，無視できない差だよね．

解決方法の1つは「FC管を用いる」こと．FC管とは，抗凝固剤としてEDTA，解糖阻止剤としてNaF，pH調整剤としてクエン酸とクエン酸ナトリウムが添加された採血管のこと．**クエン酸は，血液pHを下げることで解糖系反応の上位酵素であるヘキソキナーゼに作用して即効性に赤血球の解糖系反応速度を低下させ，グルコース値低下を防止する**んだ．しかし，FC管は試薬の特性上，十分に混和しないと溶血する恐れがあり，採血直後に10回以上の転倒混和をしなくてはならない．FC管をもちいてHbA1cを同時測定していると溶血によって0.2〜0.3%低値を示してしまうことがあるので[1]，HbA1cを正しく測定するためにはEDTA採血管での測定が推奨されているよ[2]．

● 採血後の採血管管理はどうするべき？

2008年度からの特定健康診査・特定保健指導の導入にあたって，血糖測定値の検証が行われたのだけれど，その結果，**NaF 入り血糖採血管での採血後は「冷凍保存し，6時間以内に血漿分離**

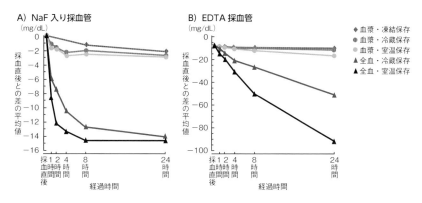

A) NaF 入り採血管

B) EDTA 採血管

◆ 血漿・凍結保存
● 血漿・冷蔵保存
● 血漿・室温保存
▲ 全血・冷蔵保存
▲ 全血・室温保存

図 採血後の血糖測定値の変動
文献 3 より引用.

すること」が厚生労働省より示された[4]. これは図 A にて示した「全血・冷蔵保存, 全血・室温保存の場合に血糖値が 10 mg/dL 以上低下する事態を未然に防ぐ」こととなるので, 採血後はすみやかに検査室へ採血管を提出してくれると非常によいね！

ただ, 臨床現場や病院外への出張健診など, 遠心分離機が身近にない環境では冷凍保存ならびに血漿分離を行うことは困難. そのような際には, NaF + D-マンノースが添加された DM 管の使用がオススメ. D-マンノースは D-グルコースと同じく解糖系の最初の酵素であるヘキソキナーゼの基質となり, D-グルコースと競合することで解糖を阻止する[5]. D-マンノースは理想的な解糖阻止剤と考えられながらもコスト面で長らく製品化が困難だったんだけど, 近年製品化されたんだ.

また, キューブクーラー®などの採血管保冷容器も最近開発されたので, 上記のような環境で採血する際にはこれらの使用を一考してみてね！

採血後 1 〜 2 時間の血糖値再検で低値になってしまった場合, 血糖用採血管の種類や扱い方が原因かもしれないので, それらを確認してみてね！また, 採血した際には転倒混和を忘れずに！！

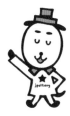

参考文献

1) 白井秀明, 他：血糖測定用全血試料の前処理方法と試料の取扱いに関する指針（Ver.1.6：2013-2-5). 臨床化学, 42：177-190, 2013
2) 桑 克彦, 他：遠心処理後に測定する HbA1c 測定法での採血管の取扱い（EDTA 入り採血管の推奨）について. 糖尿病, 64：336-339, 2021
3) 安藤幸夫, 中島弘二：新しい解糖阻止剤を使用した糖負荷試験の検討. 健康医学, 3：51-53, 1988
4) 厚生労働省：特定健康診査及び特定保健指導の実施について. 2008
https://www.mhlw.go.jp/bunya/shakaihosho/iryouseido01/dl/info03j-3.pdf
5) 菅野光俊, 新井慎平：深夜に採取した血糖検査用検体の保存方法を教えてください. 臨床検査, 57：1274-1275, 2013

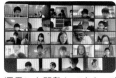

今月のけんさん先生は…
聖マリアンナ医科大学の五十嵐 岳でした！
本年 11 月も日本臨床検査医学会学術集会における RCPC challenge（web 開催）を行います（写真は昨年度の様子）. われわれも Web 運用にも習熟してきた＝当日グループディスカッション形式を採用したく思っていますので, ぜひご参加いただけますと幸いです！！

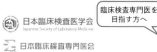

臨床検査専門医を
目指す方へ

病棟コールの対応、おまかせください！

当直明けの振りかえりで力をつける！

当直中、突然やってくる病棟からのコール。
どんなときでも慌てずに、自信を持って対応するためのポイントをやさしく解説します。

藤野貴久
聖路加国際病院 内科

第7回 不眠に対応しよう①

■ はじめに

　　　今回からは不眠を扱います。不眠は病棟コールのなかでは重症度も緊急性も低いため、軽視されやすいコール内容です。しかし、逆に言うと実力にとても差がつきやすい内容でもあります。今回もチーフレジデント（CR）と1年め初期研修医（J1）とのやりとりを通して、ぜひ不眠対応のエキスパートとなれるように一緒に学んでいきましょう。「テキトーに睡眠薬出しとこ」から脱却しましょう！

■ 当直明けのJ1が内科医局CR席へやってくる

J1：CR先生、当直の振り返りをお願いします！

CR：毎回、当直明けなのに元気だね！

J1：CR先生との振り返りは勉強になるし、臨床経験が自分の実力になっているのを実感できるので楽しみなんです！

CR：嬉しいことを言ってくれるね。こちらとしてもやりがいがあるよ！ 昨日の当直はどうだったかな？

J1：昨日は重症なバイタルサイン変化のコールはなくて落ち着いていました。でもやたらと不眠のコールが多かったです。

CR：不眠の対応は完璧かい？

J1：もちろん完璧…なわけないですよ！ そもそもどうやってアプローチすればいいのかわからなくて。患者さんの話を数十分間聞いて、睡眠薬出して終わりっていう対応をくり返しています。睡眠薬にしても何を出せばいいのか、まだ自分なりの根拠ももてなくて。

CR：「お話を聞いて、睡眠薬出して終了」の通り一遍な不眠対応を根っこから矯正していこうか！

症例 58歳男性，胆石性膵炎で緊急入院となって3日目．内視鏡的逆行性胆管膵管造影検査を行い胆石を排石した翌日であり，輸液，抗菌薬，タンパク分解酵素阻害薬などの膵炎治療を継続している．23時頃，病棟より不眠で内科当直コールとなった．

■ 内科医局CR席にて

CR：どのように対応したのかな？

J1：睡眠障害の分類をしなくちゃいけないなと思い，患者さん本人に話を聞き，入眠障害だということがわかりました．短時間作用型の睡眠薬，具体的にはゾルピデムなどを処方して対応しようと考えて上級医に相談しました．

CR：睡眠障害の分類とそれに合った睡眠薬を選ぶのは素晴らしい！ しっかりと学んでいるね．でもその前に抜けている重要なPointが2つあるんだけど，何かわかるかな？

J1：うーん，何でしょうか．バイタルサインとかですか？ でも不眠だけならそこまで重要視しなくてもいいような．

CR：不眠ならびに不穏診療の最も重要なPointの1つ目は「不眠なのかせん妄なのか？」，2つ目は「なぜ，不眠／不穏なのか？」．常にこの2つの視点が重要だよ．特に不眠かせん妄かを評価し間違えると，その後の対応によってせん妄が増悪してしまう可能性があるんだ．

J1：なるほど！ 確かに不眠だと決めつけてベンゾジアゼピン系薬（以降BDZ系薬）を投与すると，その後せん妄が増悪する可能性もありますよね．

CR：その通り．睡眠障害のタイプを考えるのは，不眠であると評価した後で十分だよ．

不眠かせん妄かをまず評価しよう

　不眠診療で最重要なのは，せん妄との鑑別を行うことです．この段階で評価を怠る，または間違えるとその後の治療が，むしろ状況を増悪させてしまう可能性すらあります．

　表に鑑別点をまとめておきます．特に重要度が高いのは，「睡眠覚醒リズムの障害」，「症状の動揺」，「注意障害」です．確認しやすいという意味では「見当識障害」も重要ですし，幻覚に

表 ● 不眠とせん妄の鑑別点

	不眠	せん妄
睡眠覚醒リズムの障害	なし	あり
見当識障害	なし	あり
注意障害	なし	あり
記憶障害	なし	あり
幻覚	なし	あり
症状の動揺	なし	あり

関してもせん妄にしかみられない特徴です．これらの項目を丁寧に評価したうえで，せん妄ではなく不眠であれば，次のSTEPへ進んでいきましょう．

● 注意障害の診察

　腰を据えて行う検査は精神科や心療内科の専門的な領域ですし，ましてや当直医が行えることではありません．ここではスクリーニングのように行える検査を覚えておきましょう．

　1つはシリアル7と呼ばれる検査で，100から7を引いていく計算をくり返してもらうだけの検査です．ご存じの方も多いでしょう．ほかにも3つの数字を伝えて覚えてもらう検査もよいと思います．注意力と短期記憶を同時に評価できる簡単な検査です．

　ただせん妄でない患者さんにこれらの検査を唐突に行うと，不快に思う方もいますので，必ず事前説明をしてから行うようにしましょう．（例：「皆さんにしている検査なのでご協力をお願いします」「治療の方針を決める大切な検査ですので協力いただけますか？」など）．

▌不眠の原因「5P」

　不眠対応において最重要なのは，「**原因**」を考えることです．入院患者の不眠では多くの場合，理由があります．その理由を取り除く努力をしない限りは，せっかく悩んで選択した薬物治療が，「**百害あって一利なし**」に陥りやすいです．不眠の原因を効率よく覚えるために「5P」（図）という覚え方がありますので，毎回これらの原因を評価するようにしてください．

● Physical：身体的要因

　最もわかりやすいですね．痛いから眠れない，咳が続いて眠れない，といった身体的症状が原因の不眠です．病棟当直医として対応しやすい原因でもあります．

　それぞれの症状に合った対症療法を行うことで，睡眠薬を使用せずに不眠を改善させることができます．

　特に，症状の経過に注意してください．例えば，疼痛が強くなっている，日中にはなかった

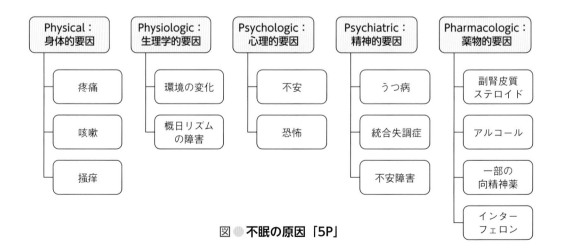

図 ● 不眠の原因「5P」

咳嗽が出現しているなど，背景疾患の増悪を見逃すと予後不良となります．最初は不眠のコールでも，症状やバイタルサインの変化からさらなる身体疾患への介入を検討することができる研修医は「超優秀！」と言ってもよいでしょう．

● Physiologic：生理学的要因

入院という状況の変化だけでも不眠となる患者さんは多く，マットレスや枕が合わないという理由で連日眠れていない場合もあります．これらは当直医として介入できる点は限られるので，少なくともほかの要因による不眠に対する評価と介入を行うように心がけましょう．不眠に対する非薬物療法も大事ですが，今回は割愛します．勉強しておいてください．

● Psychologic：心理的要因

不安や恐怖などの心理的要因で不眠に陥っているパターンです．例えば，がんの精査中，不明熱の精査中，手術や処置の前，などの不安が募る状況では誰しも不眠に陥ります．対応としては特に傾聴が有用で，お話をするだけで安心して入眠できる患者さんもいますが，当直医としてできる部分は限られてきます．なお，次回解説する薬物療法のなかで，抗不安作用のある薬剤を選択するなどの工夫も有効となります．

● Psychiatric：精神的要因

簡単に言うと，不眠が精神疾患の症状として生じているパターンです．内科病棟で統合失調症の患者さんが多いとは思わないですが，うつ病と不安障害の患者さんは非常に多いと思います．背景となる精神疾患に対する治療が不可欠です．例えば，睡眠薬抵抗性の早朝覚醒はうつ病を念頭に評価する必要があります．ただこれも当直医としてできることは限られています．

● Pharmacologic：薬物的要因

身体的要因と並んで見過ごされがちな原因です．有名な薬剤では副腎皮質ステロイドは不眠となりますし，アルコールも薬物的要因の代表です．薬剤は基本的に，必要があるから投与しているのであって，取り除くことが難しい要因です．

症例

バイタルサイン：体温 37.4℃，血圧 156/78 mmHg，心拍数 120回/分・整，呼吸数 20回/分，SpO_2 100 ％（room air）．
病歴聴取をすると，内視鏡検査後に腹痛は改善傾向ではあるが，まだ残存しているという．痛みのせいで寝入りが難しく，寝られたとしても朝に熟睡感が得られない．
身体所見では心窩部に，Numerical rating scale（NRS）で4/10ほどの圧痛があり，日勤のカルテと比べて増悪はない．
鎮痛薬はアセトアミノフェン 500 mg 点滴静注が6時間ごとに投与されているが，その他の頓用鎮痛薬の指示はなく，追加の鎮痛がうまくできていない状況であった．

以上をふまえ，定期の鎮痛薬を増量し，投与間隔が短くても使用できる頓用の鎮痛薬の指示を出した．その後，腹痛が軽減し睡眠薬を処方せず睡眠が得られた．

■ 内科医局CR席にて

J1：基本に忠実になって，まずバイタルサインの確認が重要ですね．やや血圧が高く，洞性頻脈もある．何か交感神経を刺激する要因がありそうです．病歴聴取と身体診察では，腹痛のコントロールができていないようです．

CR：そうだね．非常にわかりやすく遭遇する頻度も高いけど，おざなりな対応になりがちなパターンだね．入院患者の不眠では身体的要因を見逃さないように！ その要因への介入だけで不眠が改善することも多いんだよ．

J1：不眠といっても，基本を怠ると余計な薬剤投与につながるんですね．不眠ならば何でもかんでも睡眠薬！ と決めつけていた自分を反省します．

CR：とはいえ，身体的要因をうまく取り除けても不眠が継続する場合には，睡眠導入のサポートとして短時間作用型の睡眠導入薬を頓用処方してもよいと思うよ．身体的要因が取り除けていれば，少ない用量でもよく効くはずだよ．

本症例の振り返り

　　よく出くわす不眠症例を紹介しました．いきなり薬物治療に走るのではなく，まずは取り除くことができる要因を5Pによって洗い出してください．薬物選択はその後です．

おわりに

　　たかが不眠，されど不眠です．いずれせん妄に関しても取り上げるので，このシリーズを通して不眠・せん妄対応のプロフェッショナルとなられることを祈ります．また心療内科医の視点から監修をしてくださった山田宇以先生（聖路加国際病院 リエゾンセンター 心療内科）に感謝いたします．

＼Take home message／

Ⅰ 不眠かせん妄かそれが問題だ！

Ⅱ 不眠の原因の5Pをマスター！

Ⅲ 「不眠ならなんでも睡眠薬」はNG！

Column：答えは患者さんのところにある

　臨床をしていると、「うーん，これはどうしたものか」と悩む場面がいくつもあります．発熱の原因は？ AKIの原因は？ 治療の効果が乏しい，などなど1つを解決してはまた新しい問題点が出てくる始末です．

　近年は電子カルテも進化しており，診療の中心は電子カルテとなったといっても過言ではありません．

　そんな電子カルテ全盛期時代の研修医の皆さんに覚えておいてほしいことは，「常に答えは患者さんのなかにあり，電子カルテのなかにはない」ということです．血液検査の結果や画像検査とにらめっこして，あーでもないこーでもないと悩んでしまったときは，ぜひ患者さんの部屋に行って病歴聴取と身体診察をしてみましょう．意外とすぐに解決してしまうことがほとんどです．「熱が出ているけど，全身状態は良好だな．薬剤熱の可能性を洗いなおそう！」，「尿路感染症で抗菌薬治療をしているが3日以上経っても解熱しない．食欲が出てきたので食事を出していたが，実際に食事している場面を見てみるとむせ込みも多く，誤嚥をくり返していた」など．患者さんの部屋に足を運ばなければ，たどり着かない診断はたくさんあります．少なくとも研修医のうちから回診を身につけておかないと，上級医となり外来や研究などで忙しくなると習慣づけるのは不可能でしょう．「患者さんに嫌がられるくらい回診してやっと1人前」と，私が研修医のときに教えてくださった先輩医師がいますが，自分が教える立場となって身に染みる言葉です．このコラムを読んでくださった先生方，明日からあと1回，回診の頻度を増やしてみませんか？

◆ **参考文献**

1）「睡眠障害の対応と治療ガイドライン 第3版」（内山 真/編），じほう，2019
このほか，当院心療内科の各種資料を参考に執筆しました．

Profile

藤野貴久（Takahisa Fujino）
聖路加国際病院 血液内科
2016年福岡大学卒，2017年度ベストレジデント，2019年度内科チーフレジデント，2020年度ベストティーチャー．
自分が初期研修中は当直コールへの対応を体で覚えることで精いっぱいでしたが，現在では病態生理と組合わせて，頭も体も同時にフル回転させることが重要であると痛感する日々です．この連載を通して，皆さんの臨床の手助けになれば幸いです．

新連載

会話を愉しみ，
ピースを集める

病歴聴取のコツ

つい，決められたテンプレートに沿うことを意識してしまう病歴聴取．本コーナーでは，患者さんとの"会話"からどう情報を集めるか，得られた情報をどう活かすのか，そのポイントを解説します．

小松孝行（順天堂大学医学部附属練馬病院 救急・集中治療科）

第1回 総論〜医療における 会話のもつ深さを知ろう！

■ はじめに

　「人」を扱う学問である現代医学の祖と言われる William Osler 先生の言葉のひとつに「The practice of medicine is an art, based on science」があります．今も暗記が嫌いな私は学生時代に，『検査も少なかった当時の医療における科学とは，絶対「病歴聴取」と「身体所見」の分析に違いないっ！』と勝手に解釈し現在に至ります．診断推論の重要性は既知であり多くの実用的な参考書があると思いますが，本連載は病歴聴取における「**情報の集め方**」にフォーカスしながら，「会話」である「病歴聴取」の診断推論に留まらない奥深さを知り，科学的であることが当たり前であること，そして医学の実践における本質を各自で考えていくことを目的としています．第1回の今回は，総論として医療における会話のもつ深さについて概説します．本連載を通して，学術的観点とは別に，純粋に会話を愉しんでみましょう！

1 「人」を科学する⇒「患者」を科学する

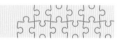

　「人」を科学するとは，すなわち**恒常性を保つための普遍的システム＝基礎医学の理解**に尽きます．生理学や生化学，発生学や解剖学・組織学で学んだ正常システムの破綻がいわゆる病態生理となり，「症候論＝患者」へとつながります．患者から直接得られる情報には「**病歴・身体所見・バイタルサイン**」があり，個人的には**図1**のような位置づけで考えています．例えば「普遍的情報」であるバイタルサインの迅速な分析による病態生理の類推と介入は，重症患者において特に重要です．

　一方，主観的要素が多い病歴においても，しっかり**事実を集める**ことにより「普遍的情報」となり，病態生理の類推が可能となります．

2 病歴聴取における Science ＝ 「診断推論」

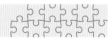

① 病歴聴取≦会話である意味を理解する

　「病歴聴取」という言葉が先行しがちですが，まずはあくまでも「**病歴聴取が会話の一部であ**

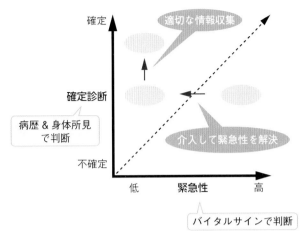

図1 患者から直接得られる情報の位置づけ
文献1をもとに作成.

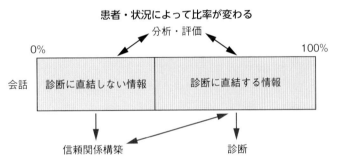

図2 会話の構成要素

る」と認識することが重要です.「**会話**」は2つの構成要素に分類され(**図2**),得られる比率は患者・状況ごとで異なり,**どの情報が診断に直結するかは病歴聴取の最後に判明します**.

　テンプレートを埋めるように淡々と病歴聴取を進める方や,自分が聞きたい内容以外には聞く耳をもたない方を時折見かけますが,「会話」が成立しない相手を患者は信頼してくれるでしょうか? 例えば皆さんが友達の悩み相談に乗るときには,相手の反応や声に耳を傾けいろいろな話をしますよね? そこには**台本やテンプレートはなく,会話の流れに沿って話を展開し,信頼関係を構築しつつ本題の深い話までしている**はずです.

　改めて考えれば当たり前ですが,信頼関係の構築には本題と関係ない他愛もない会話が必要です.TPOを理解した会話により構築した**信頼関係**は,診断推論のための**情報収集**だけでなく,後述する**患者教育や行動変容においても重要**となります.

　すなわち無駄な会話なんて,ひとつもないのです.

② 効率よく情報を集めるために…

　先述の信頼関係の有無だけでなく，実際は以下のような理由でも情報収集を困難と感じることがありますが，果たしてこれらはネガティブな側面だけでしょうか？

i) 情報へのアクセスの多様性

　患者本人から話を聞く前に患者以外から得られる情報は，患者本人が語る内容の真偽性の評価だけでなく，人となりやこれまでの家族・社会背景を把握するために必要です．また家族・社会背景などに問題がある場合にはそこにも介入が必要となるので，情報量は増えますが，最適解を導くために最初の段階で多くの情報にアクセスし，大局的に把握することは重要です．

　ほかにも本人に会う前から患者情報へアクセスする方法はあります．例えば問診票は，自筆であることは少ないかもしれませんが，年齢・性別だけでなく「字のきれいさ」「箇条書きか否か」「訴えの細かさ」などからどのような人かを想像することができます．目の前に登場した本人が予想と比べてどうであったかを自己評価し，その後の話の展開の参考にしてもよいでしょう．

　また First contact をした瞬間から情報へのアクセスははじまります．「**観察・視診**」，特に所作や容姿，あるいは態度，質問への返答のしかたなどによって，どのようなタイプの人間であるのかを類推します．

　なお，視診の詳細は割愛しますが，**患者に触れなくてもわかるバイタルサインでもある意識と呼吸数（呼吸様式含む）を評価**することによって，瞬時に緊急性の評価ができるので，walk in であったとしても，異常と判断したらその瞬間にギアを蘇生モードに変更することを忘れないでください．

ii) 会話の多様性

　年齢・性別や職種だけでなく，たくさん話をする人，多くを語らない人，不機嫌な人，楽観的な人，本当にいろいろなタイプの人がいます．もちろん**TPOをわきまえた接遇・敬語は当たり前**として，多くを語らない人からはただ愚直に情報を引き出せばよいですし，たくさん話をする人は症状だけでなく，「忙しさ」「辛さ」などいろいろと会話を広げるヒントを出しています．その発言の意図を掘り下げることで，生活背景が見えてくるでしょう．同様に不機嫌な人や楽観的な人も会話の端々にその理由を醸し出してきます．それらを逃さず，**自ら本筋からあえて「脱線」する**ことにより，貴重な患者背景を迅速に把握できるだけでなく，患者側は「たくさん聞いてくれる医者」と感じてくれます．そして一通り聞いた段階で，**こちらから「すみません．話がそれてしまいましたね．話を戻しましょう」**などと言えば，会話の流れを切らずに，話を戻すことができます．

iii) 時間的制約

　多くの研修医が「救急外来は時間がない」と考えているかと思いますが，はたしてそうでしょうか？例えば救急搬送においては，同乗する家族などから搬送中に聴取してほしい内容を救急隊へ依頼することもできますし，来院後でも処置を行いながら，あるいは画像検査への移動に付き添いながら**十分な聴取の時間を捻出すること**は可能です．そして少ない情報から病態生理を導き出せるように常に質を高めることをくり返していれば，スピードは自ずと速くなります．

　個人的な意見として，初学者はフローチャートや snap diagnosis に頼らないことを強くお勧

めします．これらは何度も同じ思考プロセスを辿った熟練医師において，到達速度が高くなった結果得られるものですので，最初からこれらに飛びつくことのないようにしてください．

iv）情報の真偽の不透明性

患者が「嘘」をつくときには大きく2つの理由があります．嘘というと少し語弊があるかもしれませんが，ひとつは「病識が欠如している」場合で，意図的ではないものです．これはこちらが時系列に沿って丁寧に事実を集めていけば問題ありません．問題は「本当に言いたくない」場合です．この場合はすでに得られた情報から考察した仮説をもとに建設的に介入し，病歴との整合性を再度評価することで真実に気づくことも多いです．

事実を伝えないことによるデメリットは患者本人が被るわけですが，それでも本人が「**なぜそのような言動をしたのか**」という点について，その理由を明らかにすることはときに非常に重要となります．

まとめると，会話の流れに沿って得られた情報から話を広げ適宜，緊急性・真偽性・そして病態であれば病態生理を考えていくことになりますが，このプロセスはジグソーパズルを完成させる工程と似ています．一度でもジグソーパズルをやったことがあれば，大抵の人は一番外側（特に角）からピースを繋いでいくかと思いますが，ずーっと端に固執する人は少なく，真んなかの方にいってみたり，繋がったピースから置いてみたりしているはずです．病歴聴取も同じで，メインである診断に直結する情報は目立つため繋げやすいですが，それ以上に患者背景情報に該当する一番外側の情報を埋めることを意識するだけで，目の前の症例の全体像をイメージしやすくなるでしょう．どのピースが欠けてもジグソーパズルは完成しないように，ふとした情報が診断だけでなく，医療を実践するための鍵となることは多々あります．本来，医師はその患者にかかわるすべての問題を解決しなければならないはずですが，全体像がわからなければ，問題にも，解決方法にも気づくことはないでしょう．

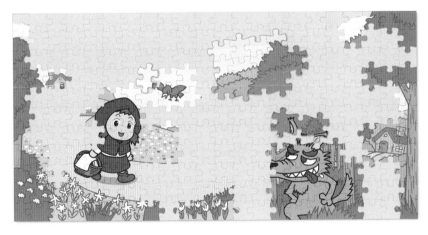

ジグソーパズルのように事実をつないでいく
繋がりやすい情報から広げます（タイミングを逃すと聞きそびれることもあります）．

③ 診断推論を失敗する理由を理解する

　診断エラーに関しては奥が深いのでここですべてを語ることはできませんが，多くのバイアスによって医師は診断をエラーします．大切なことは「**絶対に医師はミスをしてはいけない**」と「**人はミスをするものである**」という相反する2つの考えをもちながら，**質を求めどれだけ丁寧に診療をするか**に尽きると思っています．個人的には**表1**のような問題点が主な理由と考えていますが，最終的に患者に還元される段階で修正されていれば，その思考過程のエラーはレベルアップのためにはある程度許容されるものです．

　情報収集の効率的かつ質の高い方法は最終的には自分なりのスタイルを構築すればよいと思いますが，本連載ではあくまでも私なりのやり方として**図3**にあげるような方法を提案しますので参考にしてみてください．特に必ず「**発症のタイミング**」があるので，まずはその時点での情景を明らかにするとよいでしょう．ちなみにOPQRSTなどの聴取はよく用いられますが，多くの研修医が，いつの時点における情報を知りたいのかという点において患者と共有できていないことがあるので利用時には注意してください．また患者さんは概して時間軸をバラバラに「点」の情報として語るので，こちらが情報を整理しながら一緒に時を進み「点」の情報を「線」の情報に繋いでいくとよいでしょう．

　このように事実を集めていくと最終的に1枚のジグソーパズルが完成します．ジグソーパズルは完成すれば静止画となりますが，ただ場面を切り取った静止画と異なり，その前後の景色が想像できるようなイラストであることがほとんどであり，不思議とそこには時間軸が存在しています．すなわちもともとの状況⇒発症⇒近い未来が，それを見るだけで明らかになるのです．

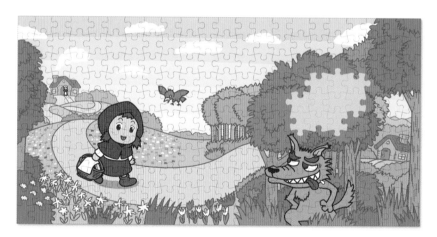

■ ジグソーパズルが完成するときにわかること
ありふれた童話の一幕に見えますが，まだ未完の木の上には『いつでも助けに行けるように狩人が隠れている』かもしれません．常識に囚われず，最後まで事実（ピース）を集めましょう．

表1 ■ 著者が考える診断推論のよくある失敗理由

失敗理由	具体的な例
「Onset」の認識ミス	・「少し前」の解釈の相違 ・本当の健康はいつまでかを確認できない
自覚症状から医学用語への「翻訳」ミス	・「胸が苦しい」⇒動悸・胸痛・呼吸困難など
不十分な具体化	・「かぜ」⇒実は「倦怠感のみ」 ・「だるい」の個人差
再現性の確認を怠る	・「以前と一緒か」や「症状出現時の状況」を検証しない
メカニズムを考えない	・アルゴリズム・フローチャートで丸暗記している ・語呂でしか覚えていない　など
先入観や諦め	・患者背景による決めつけ ・原因が分からないため思考停止となる　など
建設的介入を忘れる	・仮説の検証を怠って，患者に検査・治療を施す

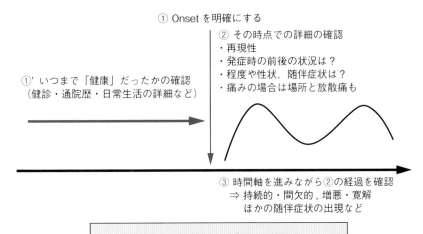

図3 ■ 著者が考える効率的で質の高い病歴聴取の流れ

④ 仮説⇒分析⇒評価の徹底

　このように病歴聴取を行うことで必要な情報をほぼ網羅することができます．具体的な方法は次回（2021年11月号）以降で解説できればと思いますが，情報がしっかり集まれば，**図4**のように**仮説の整合性を分析**します．ここで整合性が合わないと判断した場合はエラーの発生理由を考え，分析した結果，本来であれば得られる情報が得られなかったという結論に至ったのであれば，患者が「なぜ言ってくれなかったか？」という点に関して，必ず存在する信頼関係以外の理由を探すとよいでしょう．

　診断推論の細かい方法に関しては他書を参考にしていただくとよいでしょう．

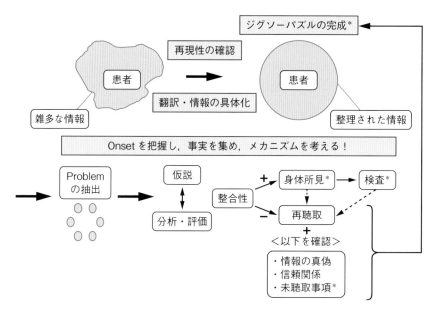

図4 ▶ 病歴聴取における science のまとめ
＊同席者の影響や会話の流れ上聴取困難な情報は，あえて後回し（身体所見時や検査後）にする場合あり

3 医療の実践における Art の本質と「会話」の極み

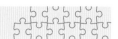

　医療の実践が based on science である以上，診断推論を含めて正しい診断をすることは極論を言うと本来は誰しもができるべきことです．では医療の実践における Art とはどこにあるのでしょうか？ 患者にとってのよい医師とはどのような医師でしょうか？ その人にしかできない手術のスキルがあればよい医師でしょう．しかし手術の腕があっても，チームから信頼されていなければ医療は実践されません．さらに私は未来を見据えたリスクマネジメントを考えて病状説明ができるか，そして患者教育・行動変容を与えられるか，このようなことができる医師が「よい医師」ではないかと思います．これらに存在する共通点は**「人と人との信頼関係」**であり，私はこれこそが医療の実践における Art であると思っています．そして**信頼関係の真の構築には病歴聴取の過程にある「会話」が非常に重要な位置付け**であると考えています．

① 会話のもつ治療的側面

　詳細は割愛しますが，例えば傾聴や共感はもちろん重要ですが，時には間違った考えを**教育**しなくてはなりません．また**認知行動療法**は強迫観念の有無や程度などにもよりますが，非精神科医でもそのノウハウをストレスマネジメントや不安・不合理な思考の改善に活用できます．

② 会話のもつ治療方針決定における側面

　Informed Consent という言葉が示すような，情報をしっかり提供し治療方針の決定を患者側に委ねる行為が，実際は時にトラブルにも発展することもあり，いかに難しいかを皆さんもきっと実感していると思います．その要因にはいろいろありますが，まとめると**「GAP」の存在**に

表2　臨床に存在する主な GAP

患者・家族間	患者の理想 vs 現実＊
	家族の理想 vs 現実＊
	患者の認識 vs 家族の認識
患者・家族と医師間	患者の認識 vs 医師の認識
	家族の認識 vs 医師の認識
医療従事者間	医師の認識 vs それ以外のスタッフの認識

＊正しい医学知識の欠如含む

尽きます．GAPは主に**表2**に示すようなものがありますが，これらのGAPを早期に認識し修正していくことが重要となります．そこで必要になる考え方は「**常に理論的に，時に感情的に**」です．では理論に必要な情報とは何でしょうか？ そこには当然，「正確な病態」だけでなく，これまでの生活状況，本人の死生観，家族背景（居住状況や家族の死生観など）といった情報が必要となります．すなわち「**患者を取り巻くすべての情報**」となりますが，実はこれは**図2**で説明した内容と同義です．

そして正確な病態の説明においては，先述した翻訳とは逆の作業を行い，専門用語に頼らずに**身体のなかで起きていることを同じビジョンで共有する**ことが重要となります．

また，常に患者・家族がどうしてそのような言動をしているかの理由を考え，その背景にある**真のニーズを察知し介入・改善することが重要**となりますが，そこには当然信頼関係が成立していなければなりません．この真のニーズを理解することによって，本当のチーム医療が成立していきます．

これまでのチーム医療は，**図5A**のように一見すると医療従事者側が患者・家族をサポートしているように見えて，わずかなGAPが存在していることが多々あり，それらがトラブルにつながる，もしくは本当の患者中心の医療の提供ができていないということもありました．真のチーム医療は**図5B**のように完全に患者家族と医療従事者が混ざることですが，そのためには寄り添うだけではなく，こちらの土俵に患者・家族を上げなくてはなりません．難しいわれわれ側の理解をしてもらう以上，彼らがもつ不安や社会的問題だけでなく，生きる死ぬの二者択一といった重要な意思決定を患者・家族だけに求めるのではなく，もちろん決してパターナリズムとはならないようにではありますが，その**選択の責任の一端を医療従事者が担うべき**なのです．

この構図はShared Decision Making（SDM）という治療方針決定方法[3]を用いることとほぼ同義ですが，治療に関する内容だけでなく，多くの選択において，ともに考えていくことが重要となります．

③ 患者教育と行動変容のために

今回，あえて病歴聴取だけでなく「会話」という言葉を使用した理由は現代医療においてはこのような治療方針決定の過程で必ず患者教育と行動変容が伴っているためです．診断が確定

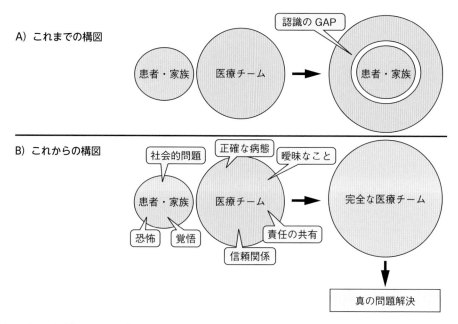

図5 ▸ チーム医療のイメージ

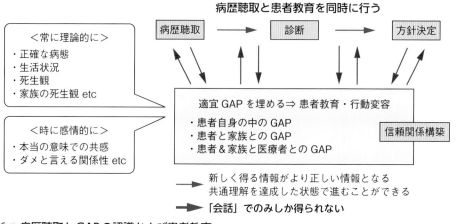

図6 ▸ 病歴聴取とGAPの認識および患者教育

してからこれらを行うと，GAPがすでに広がっているためいろいろな誤解やエラーを生みます．実際の診療においては図6のように病歴聴取するなかで認識したGAPを，その都度修正・患者教育しながら埋めて進むべきです．これによって，次に患者から発せられる内容がより正しい情報に修正され，また共通理解を達成しながら進むことができるため，信頼関係構築もスムーズとなり診断がつくころには，治療方針や今後の社会的介入も同じビジョンで描くことができるのです．先述したジグソーパズルは，このように医師だけでつくるのではなく，患者側の協力を得ること＝すなわち「会話」することでのみつくることができます．そして協力して完成させた1つのジグソーパズルを同じ視点で見ているという状況が重要なのです．

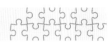

　最後にそのGAPの埋め方ですが，「**後の先**」という剣道や相撲で使われる言葉があります．先に相手に動かせ，その動きに対応するように後から動き，先に主導権を握るということですが，まず相手に好きなだけ話をしてもらい，間違っているところを適宜修正し，掘り下げるところは掘り下げることで，効率よく確定診断と信頼関係構築を同時に行うのです．

■ おわりに

　総論はここまでです．まずはとことん「会話」を愉しんでください．なぜ患者がそういう言動をするのか，それらが診断につながることも多々あります．そして何よりもこちらの土俵に上げる以上，寄り添う医療ではなく，「**抱き寄せる医療**」によって，患者教育・行動変容に責任をもって行ってください．

　次回からは実際の症例を切り取って，情報収集をどのように進めていくかを見てみましょう．

◆ 引用文献

1）小松孝行：総合内科的血ガス．レジデントノート，20：902-908, 2018
2）Chirinos JA & Segers P：Noninvasive evaluation of left ventricular afterload：part 2：arterial pressure-flow and pressure-volume relations in humans. Hypertension, 56：563-570, 2010（PMID：20733088）
3）Elwyn G, et al：Shared decision making：a model for clinical practice. J Gen Intern Med, 27：1361-1367, 2012（PMID：22618581）

小松孝行
（Takayuki Komatsu）
順天堂大学医学部附属練馬病院 救急・集中治療科 准教授
救急科専門医・集中治療専門医・総合内科専門医・Infection Control Doctor・日本体育協会公認スポーツドクター
＜メッセージ＞
基礎医学が臨床にどのようにつながるか，そして会話をすることで生まれる信頼関係が導く最良の医療を心掛けてもらえればと思います．

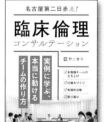

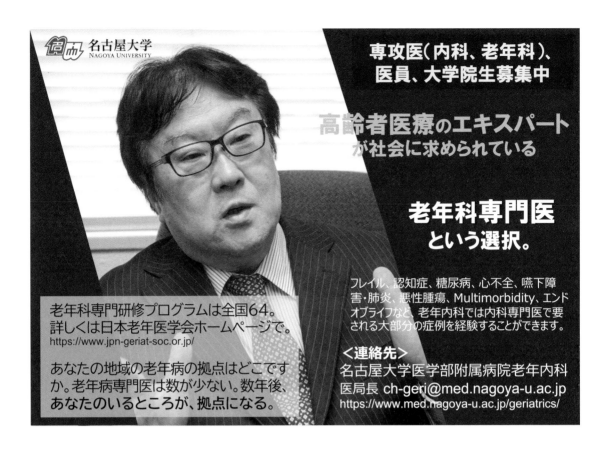
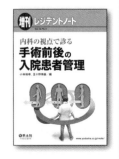

画像診断ワンポイントレッスン Part 3

本コーナーでは画像診断のとっておきのポイントについて，放射線科の指導医と若手医師，そして初期研修医の3人によるカンファレンス形式で解説していきます．

第9回 化学反応がキーとなる腹部病変をマスターする！

石滝公一，大石香奈，扇　和之

● カンファレンス

指導医：今回は化学反応がキーとなる腹部病変について勉強していきましょう．

研修医：はい．頑張ります．

＊『急性腹症診療ガイドライン2015』[1] において，用語として「腸閉塞」と「イレウス」を使い分けることが提案され，腸管が機械的に閉塞した場合を「腸閉塞」とし，麻痺性の蠕動運動障害を「イレウス」と呼ぶことになりました．そのため本原稿ではこれまで一般的に使用されていた「癒着性イレウス」，「食餌性イレウス」といった用語ではなく，機械的な閉塞という観点より「癒着性腸閉塞」，「食餌性腸閉塞」といった用語を使用しています．

◀ 癒着性腸閉塞？

若手放射線科医：それでは最初の症例をみていきましょう．所見はどうでしょう．

症例1 **70歳代，女性.**

約9年前に胃がんの手術歴（胃部分切除）がある．1週間前より便秘があり，やがて食事をすると
嘔吐するようになった．本日より腹痛が増強したため救急外来を受診．精査目的で造影CTが施行
された．

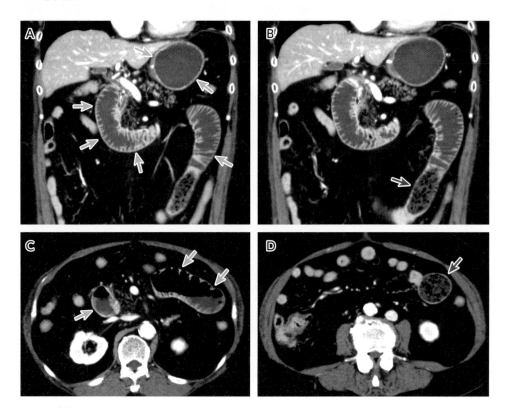

図1 造影CT
A）冠状断再構成画像，B）冠状断再構成画像（Aよりやや腹側），C）横断像，D）横断像（Cよりやや尾側）.

研修医：はい．残胃から十二指腸，空腸が液体を含んだ状態で拡張しています（**図1A, C**➡）．
胃がんの手術歴もありますし，癒着性腸閉塞でしょうか…腸管の拡張は空腸の近位側で終
わっています．

若手放射線科医：その「腸管の拡張が終わっている空腸の近位」に癒着の所見はありますか？

研修医：う〜ん．「癒着の所見」というよりは，ただの腸内容がある感じですね（**図1B, D**➡）．

若手放射線科医：「ただの腸内容」でしょうか？

研修医：ええ．ただの糞便のような…アレ？ でもここは空腸だから，糞便ではおかしいですね．

若手放射線科医：いいところに気がつきました．これは「small-bowel feces sign（小腸内糞
便サイン）」ですね[2〜4]．

研修医：small-bowel feces sign …．

指導医：本症例は胃がんの手術歴はあるけれど，癒着性腸閉塞ではなく，食餌性腸閉塞だ

ね[5~7].

研修医：食餌性腸閉塞….

若手放射線科医：食餌性腸閉塞のなかでも特に柿胃石による腸閉塞です[7]．それでは small-bowel feces sign や食餌性腸閉塞について勉強しましょう．

👍 **ワンポイント！** small-bowel feces sign[2~4] と 食餌性腸閉塞[5~7]，柿胃石腸閉塞[7]

① 小腸に大腸内容，すなわち糞便のような所見がみられた場合，small-bowel feces sign と呼ぶ．小腸の閉塞を示唆する所見の1つであるが，特に食餌性腸閉塞で認められることが多い

② 食餌性腸閉塞とは食物が原因となって生じる腸閉塞であり，一般的には消化されにくい食物を多量に摂取することで生じる場合が多い．ただし柿胃石腸閉塞のように，化学反応により生じるものもある

③ 柿胃石腸閉塞は，胃酸と柿に含まれるシブオールとが化学反応して胃石が形成され，その胃石が小腸を閉塞したものである

研修医：でも果物である柿で食餌性腸閉塞が起きるって，何か不思議な感じがします．

指導医：そうだね．餅や…それから消化しにくい食品（こんにゃくなど），繊維食品（ワカメ，セロリなど），水分で膨化する食品（昆布など）などは，一度にたくさん摂取すると腸閉塞を生じることが容易に想像されるけれど，果物で腸閉塞というのはピンとこないよね．

研修医：果物の「種」で起きるならまだわかりますが，果物の「実」で腸閉塞が起きるというのはちょっと…同じ果物の実でも，梨や桃だと起きにくいんですか？

若手放射線科医：梨や桃の実では起きにくいです…実は柿の場合は「化学反応」が関与しているんですよ！

研修医：化学反応…？

若手放射線科医：柿に含まれるタンニンのことをシブオールというんですが，そのシブオールが胃で分泌された胃酸と混ざると，化学反応を生じて固まりやすくなるんです．

研修医：そうか，そのときに胃にあった内容物が一緒に固まって…「石」みたいになるんですね．

指導医：まさに胃石（bezoar）だね．

若手放射線科医：ええ．柿の実そのものが腸閉塞を起こすというよりも，柿の成分であるシブオールと胃酸が化学反応を起こして固まった「胃石」が腸閉塞を起こすんです．

研修医：なるほど．食物塊が固まっただけなので，CTでは「ただの腸内容」みたいに見えるんですね．

若手放射線科医：そうです．それに本症例のように胃部分切除が行われていると，残胃から胃酸は出ますが，幽門輪はないので….

研修医：胃でできた胃石が容易に小腸に行ってしまう．

指導医：その通りだね．そしてバウヒン弁の手前のどこかで…つまり小腸で引っかかる．それが「柿胃石腸閉塞」だね．

若手放射線科医：胃の手術後で柿を好んで食べる患者さんの場合，小腸に「胃石」が複数個ある人も結構いるらしいです.

研修医：この症例は手術後ですが，癒着性腸閉塞か柿胃石腸閉塞かで治療法は異なるんですか？

指導医：いい質問だね.

若手放射線科医：柿胃石腸閉塞の患者さんには柿を控えるよう食事指導をする必要があります.

研修医：あ，そうか．癒着性腸閉塞と診断されていったん軽快しても，柿をたくさん食べたらまた再発するんですね.

指導医：その通り！ いいポイントに気づいたね.

◀ 腸間膜の動脈硬化？

若手放射線科医：それでは次の症例をみていきましょう．所見はいかがですか？

症例2 ### 50歳代，男性.

肝機能障害に対して9年前より漢方薬（茵蔯蒿湯〈インチンコウトウ〉）を処方されている．2年前に便潜血陽性を指摘され，下部消化管内視鏡にて盲腸から上行結腸を主体に多発潰瘍を指摘された．潰瘍性大腸炎疑いにて薬剤治療が行われるも奏効せず，最近は右下腹部痛も出現したため，精査目的でCTが施行された.

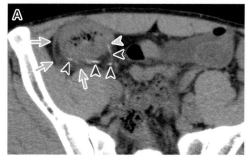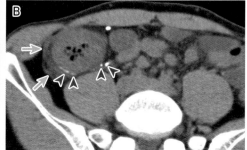

図2 単純CT
A) 横断像，B) 横断像（Aよりやや頭側）.

研修医：右下腹部痛ですか…単純CTでは上行結腸のびまん性壁肥厚と周囲脂肪織の濃度上昇が認められます（図2A，B➡）．そして…アレ，その近くに何か変な線状の石灰化が認められます（図2A，B➤）.

指導医：いいところに気がついたね．その「線状の石灰化」について，もう少し詳しく説明してください.

研修医：何か…血管に沿って認められる感じですね（図2A，B➤）．そして一部では肥厚した上行結腸壁の中にも石灰化が連続しています（図2A➤）.

指導医：鋭いね．その「血管に沿って」の血管とは動脈かな，それとも静脈かな？

研修医：う～ん．動脈ならただの動脈硬化かもしれませんが…あ，でもこの症例は50歳代でした．そんなに高齢者というほどでもない年齢ですね．何だろう…．

若手放射線科医：実は静脈の石灰化なんです．

研修医：静脈？ 静脈の壁が石灰化するんですか？ しかもこの部位で…腸間膜ですよね？

若手放射線科医：はい．本症例は「腸間膜静脈硬化症（mesenteric phlebosclerosis）」という疾患で，その発症には先ほどの柿胃石のように「化学反応」が関与しているんです[8〜12]．

研修医：これも化学反応ですか…．

指導医：腸間膜静脈硬化症は，その発症に漢方薬に含まれる「山梔子」との関連が深いといわれているね[9〜12]．

若手放射線科医：ええ．山梔子は「ゲニポシド」という成分を含んでおり，このゲニポシドが上行結腸に達すると腸内細菌がもつβ-グルコシダーゼにより加水分解されて，「ゲニピン」が生じます．

研修医：それが「化学反応」なんですね．

若手放射線科医：そうです．そうやって生じたゲニピンは大腸粘膜にびらん，潰瘍などの病変を起こすと同時に，大腸壁から静脈に流入し，腸間膜静脈壁の線維性肥厚や石灰化を起こすんです[9]．

研修医：なるほど．ゲニポシドが腸内細菌と最初に遭遇するのが上行結腸なので，腸間膜静脈硬化症は上行結腸などの右半結腸に多いんですね．

指導医：その通り．鋭いね．ちなみにこの症例では，漢方薬（茵蔯蒿湯）の投与を中止することで大腸病変も臨床症状も改善しています．

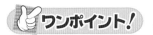 **ワンポイント！** 腸間膜静脈硬化症
(mesenteric phlebosclerosis) [8〜12]

① 山梔子を含む漢方薬を長期投与されていると発症しやすい

② 山梔子に含まれるゲニポシドが，腸内細菌のβ-グルコシダーゼにより加水分解されてゲニピンとなり，大腸粘膜障害や腸間膜静脈の壁肥厚，石灰化をきたす

③ 右半結腸（盲腸，上行結腸，横行結腸の口側）に好発し，CTにてびまん性大腸壁肥厚と周囲脂肪織の濃度上昇，隣接した腸間膜静脈壁の石灰化所見を呈する．特に腸間膜の静脈壁石灰化が特徴的！

④ 多くの症例は漢方薬の内服中止にて改善する

◀ 胆石？ それとも…

若手放射線科医：さらに次の症例をみていきましょう．所見はいかがですか？

> **症例3** **60歳代，男性．**
>
> 肛門周囲膿瘍に対して抗菌薬が処方されている．胆道系酵素やトランスアミナーゼ高値が出現したため，精査目的でCTが施行された．
>
>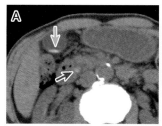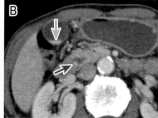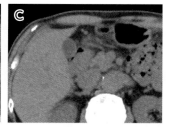
>
> **図3　上腹部CT**
> A）単純CT，B）造影CT，C）単純CT（A，Bより10日前）．

研修医：今度は胆道系酵素やトランスアミナーゼ高値ですか…CTでは，胆嚢（**図3A，B ➡**）および総胆管（**図3A，B ➡**）の内腔にそれぞれ高吸収域が認められます．胆嚢結石および総胆管結石を考えます．…アレ？ でも10日前のCTでは，この所見は認められません（**図3C**）．本当に胆石でしょうか？

指導医：この症例では肛門周囲膿瘍に対する抗菌薬として第3世代セフェム系のセフトリアキソン（CTRX：商品名としてはロセフィン®など）が使用されています．

研修医：それが何か…．

若手放射線科医：この場合は化学反応というほど大げさなものではないかもしれないけれど，セフトリアキソンはカルシウムイオンとの親和性が高いため，胆汁に移行した際にセフトリアキソンとカルシウムの複合物が形成されるといわれています[13]．

研修医：なるほど，その複合物が見えているんですか…「カルシウム」との複合物なので，CTで胆石と同様に高吸収になるんですね．

指導医：その通りだね．

研修医：「セフトリアキソンとカルシウムの複合物」は，何か普通の胆石との違いはあるんですか？

若手放射線科医：カルシウムを含んでいるので前述のごとくCTでは高吸収構造として描出され，画像上は普通の胆石と区別はつきません．でもセフトリアキソンが原因の場合は，投与を中止すれば…．

研修医：消失するんですか？

若手放射線科医：はい．多くの例で消失します．ですので，普通の胆石と区別するため「偽胆石」と呼ばれています[13]．ちなみにこの症例では，総胆管の高吸収構造は採血データの異常

があったため内視鏡的に採取していますが（結果は結石でなくdebris様構造であった），胆囊の高吸収構造はセフトリアキソン投与中止後に自然に消失しています．

研修医：なるほど．

若手放射線科医：それからセフトリアキソンは尿中にも移行するので，尿路系でも同様にカルシウムとの複合物を形成して尿路結石のような臨床像を呈する可能性があり，注意が必要です[13]．この場合もセフトリアキソン投与を中止すると，多くの例で尿路結石様の高吸収域は消失します．

研修医：目の前にみえている結石のような所見が，実は投与薬剤が原因で生じている可能性があるということですよね．投与薬剤には十分注意しないといけませんね．

若手放射線科医：そうです．セフトリアキソンは血中半減期が7～9時間と長く[13]，1日1回投与が認められていて組織移行も良好なため，臨床現場でよく使用される抗菌薬です．自分で薬剤を処方する際には，責任をもって管理する必要がありますね．

指導医：尿路系に閉塞をきたす薬剤には，セフトリアキソン以外にもインジナビルがありますね．

若手放射線科医：はい．インジナビルはプロテアーゼ阻害薬に属するAIDS治療薬ですが，やはり尿中で結晶を形成して尿路閉塞をきたすことがあります[14]．セフトリアキソンと違ってカルシウムとの複合物はあまり形成しないためCTで高吸収にならないことが多く，見逃されやすいので注意が必要です[14]．

指導医：そうですね．インジナビルは国内では販売中止になっておりほとんど使用されていないけれど，海外では使用されているので注意しましょう．

👍ワンポイント！ 薬剤による管腔閉塞〜偽胆石[13]，偽尿路結石[13, 14]

① 第3世代セフェム系抗菌薬として汎用されるセフトリアキソンは，胆汁や尿中でカルシウムとの複合物を形成して胆石や尿路結石のような所見を呈するが，薬剤投与を中止すれば多くの症例で消失する

② AIDS治療薬として海外で使用されるインジナビルは，尿中で結晶形成して尿路閉塞をきたすが，多くの症例ではCTで高吸収にならず注意が必要

研修医：今日は化学反応がキーになるさまざまな病変を勉強しました．

指導医：そうだね．柿を食べて腸閉塞になったり，漢方薬で腸間膜静脈に石灰化が生じたりと…一見すると不思議に感じる病変もありますが，背景にある化学反応を理解するとより病気がわかりやすくなります．

研修医：はい．頑張ります．

文 献

1）「急性腹症診療ガイドライン2015」（急性腹症診療ガイドライン出版委員会 / 編），医学書院，2015

2）Fuchsjäger MH：The small-bowel feces sign. Radiology, 225：378-379, 2002（PMID：12409569）

3）Lazarus DE, et al：Frequency and relevance of the "small-bowel feces" sign on CT in patients with small-bowel obstruction. AJR Am J Roentgenol, 183：1361-1366, 2004（PMID：15505304）

4）Jacobs SL, et al：Small bowel faeces sign in patients without small bowel obstruction. Clin Radiol, 62：353-357, 2007（PMID：17331829）

5）小林慎二郎，他：食餌性イレウスの2例. 日本臨床外科学会雑誌, 66：393-397, 2005

6）濱口 純，他：昆布による食餌性イレウスの1例. 日本臨床外科学会雑誌, 74：1876-1881, 2013

7）山本誠已，他：柿胃石症の2例とその生化学的知見. 日本消化器外科学会雑誌, 13：1196-1200, 1980

8）岩下明德，他：特発性腸間膜静脈硬化症の病理. 胃と腸, 44：135-136, 2009

9）内藤裕史：腸間膜静脈硬化症と漢方生薬・山梔子との関係. 日本医師会雑誌, 142：585-591, 2013

10）大津健聖，他：漢方薬内服により発症した腸間膜静脈硬化症の臨床経過. 日本消化器病学会雑誌, 111：61-68, 2014

11）大木宇希，他：漢方薬の長期服用が関与したと考えられる特発性腸間膜静脈硬化症の2例. 日本臨床外科学会雑誌, 75：1202-1207, 2014

12）Hiramatsu K, et al：Mesenteric phlebosclerosis associated with long-term oral intake of geniposide, an ingredient of herbal medicine. Aliment Pharmacol Ther, 36：575-586, 2012（PMID：22817400）

13）道免和文，他：セフトリアキソン投与に伴う偽胆石症の1成人例. 肝臓, 57：106-112, 2016

14）Blake SP, et al：Nonopaque crystal deposition causing ureteric obstruction in patients with HIV undergoing indinavir therapy. AJR Am J Roentgenol, 171：717-720, 1998（PMID：9725303）

石滝公一（Koichi Ishitaki）
新百合ヶ丘総合病院 放射線診断科
昨年度まで日本赤十字社医療センターで扇先生に師事し，今年度より現所属に異動しました. 日々勉強することばかりですが，環境にも大変恵まれ，放射線科医として充実した毎日を送っております. 今回の記事を通じ，少しでも皆様のお役に立てましたら幸いです.

大石香奈（Kana Ohishi）
日本赤十字社医療センター 放射線科
この連載を通して画像所見だけでなく，その背景にある化学反応まで理解し，治療方針に役立てていただけますと幸いです.

扇 和之（Kazuyuki Ohgi）
日本赤十字社医療センター 放射線科
今回の原稿では，新専門医制度下で最初の後期研修医であった石滝公一先生，大石香奈先生と一緒に執筆しました. この連載を読んで，さらに画像診断に興味をもっていただけると大変嬉しいです.

※本連載は隔月掲載です.

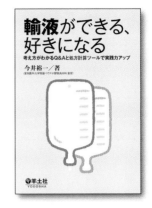
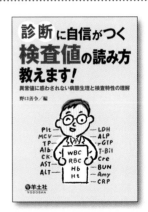

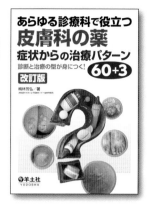

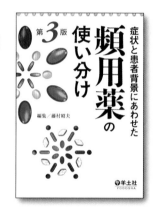
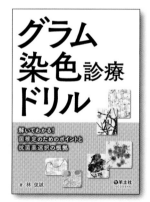

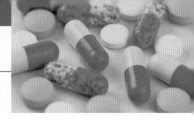

シリーズ

よく使う日常治療薬の正しい使い方

乾癬治療薬の使い方

小宮根真弓（自治医科大学 皮膚科学教室）

◆薬の使い方のポイント・注意点◆

乾癬治療には外用，内服，光線，生物学的製剤治療がある．治療法の決定は，患者の重症度，QOL障害度，合併症，希望などに応じて行い，患者−医師間でのシェアードデシジョンメイキングが重要である．

1．乾癬について

　乾癬は，尋常性乾癬，乾癬性関節炎，滴状乾癬，膿疱性乾癬，乾癬性紅皮症の5型に分類される．最も多いのが尋常性乾癬で全体の約8割を占める．乾癬性関節炎は約15％の患者に認められると報告されている．近年の分子生物学，免疫学の進歩，トランスレーショナルリサーチにより，TNF（tumor necrosis factor，腫瘍壊死因子），IL-17，IL-23がその病態に重要な役割を果たしており，それらのサイトカインを抑制する抗体製剤が乾癬治療に有効である

ことが明らかとなった（図1）．生物学的製剤以前の治療は，乾癬の炎症をブロードに抑制する薬剤であるが，生物学的製剤はターゲットとなるサイトカインの働きをピンポイントで阻害することが可能である．ただし，ターゲットのサイトカインにさまざまな生理的機能があるため，抑制される生理的機能は必ずしもピンポイントではない．

　乾癬患者には，軽症例から重症例までさまざまな重症度の患者が存在する．乾癬の治療は，重症度に応じて，患者のQOLを障害しない状態に疾患をコントロール・維持することが目標となる．患者によって，皮疹をほとんどない状態で維持したい場合もあれば，経済的理由や薬剤の副作用への憂慮から，そこそこの状態の維持で十分な場合もあり，患者の希望も聞きながら，治療目標は柔軟に設定する必要がある（図2）．関節炎を合併している場合には，関節の変形をきたさないように，十分な治療を早期に導

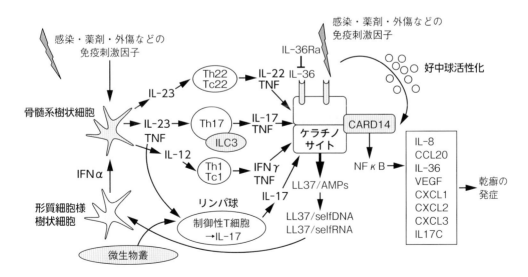

図1　乾癬の病態
文献1を参考に作成．

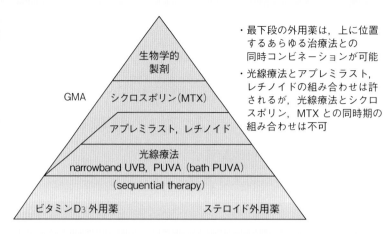

・最下段の外用薬は，上に位置するあらゆる治療法との同時コンビネーションが可能

・光線療法とアプレミラスト，レチノイドの組み合わせは許されるが，光線療法とシクロスポリン，MTXとの同時期の組み合わせは不可

図2　乾癬治療の実際：乾癬治療のピラミッド計画（2017年改訂）
乾癬の治療法を選択する際に考慮する枠組みとして2006年に飯塚らにより提唱された．
GMA：granulocyte and monocyte adsorption apheresis（顆粒球単球吸着除去療法）
文献4より引用．

入することが重要である[2, 3]．

2．乾癬の治療法 （表1，2）

1）外用療法

　乾癬治療の基本は外用療法である．外用療法は，内服，光線，生物学的製剤による治療を行っていても，常に基本となる治療であり，全身的治療中に生じた皮疹を局所的に治療することができる．

　乾癬治療のための外用薬には，ステロイド外用薬，活性型ビタミン D_3 外用薬，ステロイド・活性型ビタミン D_3 混合外用薬の3種がある．ステロイドは炎症を全般的に抑制する．ビタミン D_3 は表皮細胞や樹状細胞，リンパ球の分化に関与し炎症性サイトカイン産生を抑制する．ステロイド外用薬は長期使用によって毛細血管拡張や皮膚の菲薄化など皮膚萎縮という副作用が現れるが，活性型ビタミン D_3 外用薬は長期使用によってもそのような副作用はない．しかしながら活性型ビタミン D_3 外用薬は効果が得られるまでに時間がかかるという欠点がある．ステロイド・活性型ビタミン D_3 混合外用薬にすることでこれらの長所・短所をうまく組み合わせた合剤が発売されているが，合剤においてもステロイドが含有されているため長期使用による皮膚萎縮は免れない．ある程度皮疹が軽快した段階で活性型ビタミン D_3 外用薬単剤に変更するなどの工夫が必要である．ローテーション療法や，週末のみステロイド，平日は活性型ビタミン D_3 外用薬を使用するといった間欠療法などが提唱されている．

2）内服療法

　内服に用いる薬剤としては，エトレチナート（チガソン®），シクロスポリン（ネオーラル®），メトトレキサート（リウマトレックス®），アプレミラスト（オテズラ®）がある．

❶ エトレチナート

　エトレチナートはビタミンA誘導体（レチノイド）であり，表皮細胞の角質化を抑制しリンパ球，樹状細胞，表皮細胞からの炎症性サイトカイン産生を抑制する．催奇形性という重大な副作用があるため，若年患者には使用しにくい．また肝障害や脂質異常症などの副作用もある．

❷ シクロスポリン

　シクロスポリンはカルシニューリン阻害薬であり，主にT細胞に働いてIL-2などの炎症性サイトカイン産生を抑制する．どのような患者にも効果が得られるが，腎障害，血圧上昇などの副作用があり，欧米では投与期間は1～2年までとし長期投与はしないという制限がある．

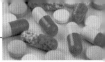

表1　乾癬の治療法

重症度	治療分類		具体例
軽症	局所療法	外用療法	・ステロイド外用薬 ・活性型ビタミンD3外用薬 ・ステロイド・活性型ビタミンD3混合外用薬
中等症〜重症	全身療法	光線療法	・narrowband-UVB療法：現在の主流 ・ターゲット型光線療法（エキシマライトなど） ・PUVA療法（内服／外用）
		内服療法	・PDE4阻害薬（アプレミラスト） ・レチノイド（エトレチナート） ・免疫抑制薬（シクロスポリン，メトトレキサート）
		生物学的製剤	・抗TNF抗体製剤 　（アダリムマブ／インフリキシマブ／セルトリズマブ ペゴル） ・抗IL-12/23p40抗体製剤（ウステキヌマブ） ・抗IL-23p19抗体製剤（グセルクマブ，リサンキズマブ，チルドラキズマブ） ・IL-17阻害薬： 　抗IL-17A抗体製剤（セクキヌマブ，イキセキズマブ） 　抗IL-17受容体抗体製剤（ブロダルマブ）

文献5を参考に作成.

表2　治療の選択基準

治療分類	選択基準
局所療法[5]	・外用療法：治療開始時の第一選択 ・ターゲット型光線療法：体幹や四肢の皮疹に対し，外用療法の効果が不十分な場合
全身療法[5] （生物学的製剤以外）	・病変が広範囲に拡大した場合 ・外用療法では角化や浸潤を軽減できない場合 ・頭皮や爪など，部位によって外用療法に限界がある場合　　　　など ・関節症状がある場合（メトトレキサート，アプレミラスト，シクロスポリン） 全身療法の世界的な導入基準：「the rule of 10s」 ・BSA 10％以上，PASIスコア10以上，DLQIスコア10以上のいずれかを満たす場合
生物学的製剤[7]	光線療法を含む既存の全身療法（生物学的製剤を除く）で十分な効果が得られず，皮疹が体表面積の10％以上に及ぶ患者，あるいは難治性の皮疹，関節症状を有する患者のいずれかを満たす尋常性乾癬，乾癬性関節炎患者

文献5，7を参考に作成.

❸ メトトレキサート

　メトトレキサートはかなり以前より存在する薬剤であるが，乾癬に適用となったのは比較的最近である．表皮細胞や主にリンパ球の細胞増殖を抑制することにより乾癬に効果を示す．メトトレキサートも肝障害，肝臓の線維化などの副作用があるため，以前は総投与量2gを超えたら肝生検が推奨されていたが，近年総投与量4g程度までは肝生検の必要性は必ずしもないと報告されている[6]．

❹ アプレミラスト

　アプレミラストは最も新しい薬剤であり，ホスホジエステラーゼ4（PDE4）阻害薬である．細胞内のPDE4を阻害することによりcAMP濃度が上昇し，NFκBなどの炎症に関与する転写因子が抑制されAP-1などIL-10産生に関与する転写因子が活性化するため，炎症が抑制される．しかしシクロスポリンなどの免疫抑制薬ほど顕著な免疫抑制は示さないのが特徴である．肝障害や腎障害などの副作用はないが，内服開始後しばらく下痢・悪心などの消化器症状や頭痛を示す患者が多い．内服開始時に，ひどい下痢などを起こした場合は一次休薬や減量などをしてもよいことを患者に説明しておく必要がある．通常，減量や休薬により症状は軽快する．また長期継続することで消化器症状や頭痛などの副作用は軽減する．

3）光線療法

　光線療法は従来のPUVA（psoralen + UVA）療法に加え，narrowband UVB療法が普及し，psoralenを使用する頻度は激減した．narrowband UVB療法は，薬剤を使用せずに紫外線照射のみで完了するので比較的手間がかからず簡便である．光線療法は臓器障害などの副作用はないが，皮膚の光老化，光発がんリスクが上昇することと，週2〜3回など比較的頻回に受診する必要があることが短所である．

4）生物学的製剤

　2010年にはじめての生物学的製剤としてインフリキシマブが乾癬治療に導入されて以来，同じく抗TNF抗体製剤であるアダリムマブ，抗IL-12/23p40抗体製剤であるウステキヌマブ，抗IL-17A抗体製剤であるセクキヌマブ，イキセキズマブ，抗IL-17受容体抗体製剤であるブロダルマブ，抗IL-23p19抗体製剤であるグセルクマブ，リサンキズマブ，チルドラキズマブが次々に導入された．また，最近では抗TNF抗体製剤としてセルトリズマブ ペゴルが乾癬治療に保険適用となった．

　生物学的製剤はマウスとのキメラ抗体である-ximab，ヒト型抗体である-zumab，完全ヒト化抗体である-umabの3種に分類される．一般的に-ximabは抗薬剤抗体ができやすく効果が減弱しやすい．-zumabは受容体との親和性が高く少量でも高い効果が得られる，-umabは抗薬物抗体ができにくいため，長期間安定した効果が得られる，などの特徴がある．

　これらの生物学的製剤は，日本皮膚科学会の規定により，皮膚科専門医が常勤として勤務する承認施設のみでの導入が認められていたが，最近になり，クリニックにおいても申請して承認されれば導入可能となった．また維持投与であれば，承認施設との連携においてクリニックや臨床病院での投与も可能となっている．

❶ 抗TNF抗体製剤

　抗TNF抗体製剤は乾癬より先に関節リウマチで保険適用となっていることからもわかるように，関節症状に効果が高く，乾癬性関節炎でも症状の強い患者に使用される．特に静脈内投与製剤であるインフリキシマブは即効性があり，乾癬の超重症例や汎発性膿疱性乾癬の重症例にはよく使用される．また若年患者の多い炎症性腸疾患でも保険適用となっていることから妊娠中の使用についてのエビデンスが多く，妊娠初期から中期にかけて使用されることがある．セルトリズマブ ペゴルはFc部分を欠く製剤で胎盤を通過しないため，胎児への影響が少ないことが予想される．TNFは結核菌などの細胞内寄生菌への殺作用があるが，抗TNF抗体製剤は膜型TNFを発現している細胞に対しADCC（antibody dependent cellular cytotoxicity，抗体依存性細胞傷害）活性により殺細胞作用があるため，抗TNF抗体製剤投与による結核の再燃やウイルス性肝炎の再活性化をはじめ，ループス様症状の発現，血管炎，脱髄疾患の悪化，発症，などの副作用がある．糖尿病や結核，呼吸器疾患の既往のある患者や高齢者への投与には注意が必要である．また抗TNF抗体製剤使用中の患者のなかに，比較的早期に効果が減弱する患者がおり，そのような場合にはほかの抗TNF抗体製剤，あるいはほかの製剤（抗IL-17抗体製剤や抗IL-23抗体製剤）に変更している．

❷ 抗IL-17抗体製剤

　IL-17は，乾癬の最終ターゲットである表皮細胞に直接作用して表皮細胞からの乾癬に特徴的なサイトカインやケモカイン，抗菌ペプチドなどの産生にかかわり，乾癬皮疹の表現型形成に直接関与している．抗IL-17抗体製剤はIL-17の作用を抑制することで即効性があり強力な作用を発揮する．一方でIL-17はカンジダなどの真菌，ブドウ球菌などの細菌，ウイルスに対する防御に関与しており，抗IL-17抗体製剤投与によってカンジダ症や蜂窩織炎，帯状疱疹などへの罹患リスクが高まる．またIL-17は腸管粘膜防御機構にかかわっており[1]，IL-17を阻害することで，腸管粘膜防御機構が障害され，炎症性腸疾患の悪化，あるいは新規発症の報告がある．

❸ 抗IL-23抗体製剤

　IL-23はIL-17の上流にあってIL-17を産生するTh17細胞の分化・維持・活性化に関与する．そのた

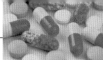

めIL-23の阻害による効果はIL-17阻害よりもやや遅れて発現する傾向があり，抗IL-17抗体製剤ほどの即効性は認められないが，長期間安定した効果を示す．また抗IL-23抗体製剤投与により腸管粘膜防御機構は高まる．さらに，IL-23にはFoxp3発現末梢制御性T細胞を炎症性T細胞に変化させる働きがあるため，抗IL-23抗体製剤投与によって制御性T細胞数および機能が安定化する．感染防御にはあまり関与していないため，抗IL-23抗体製剤による感染症のリスク上昇はなく，高齢患者や糖尿病など易感染性を示す患者にも使用しやすい．このほか，抗IL-23抗体製剤はがんの抑制にも関与している可能性があり，担がん患者への投与も比較的安全と考えられている．

❹ その他の生物学的製剤

　IL-23はp40サブユニットとp19サブユニットのヘテロダイマー，IL-12はp40サブユニットとp35サブユニットのヘテロダイマーであり，p40サブユニットはIL-12と23に共通している．抗IL-12/23p40抗体製剤はもともとIL-12を抑制する目的で作成されたが，その効果はIL-23を抑制することで発現していることが明らかとなっている．IL-12の抑制はむしろ乾癬の炎症を亢進する可能性がマウスの実験で示されている[2]．抗IL-12/23p40抗体製剤は，IL-23p19抗体製剤が現れてからはあまり使用されなくなったが，長期間安定した効果が得られるため，はじめにIL-12/23p40抗体製剤を投与された患者では継続してこの薬剤が投与されていることが多い．

【処方例】

① 軽症〜中等症
・カルシポトリオール水和物・ベタメタゾンジプロピオン酸エステル（ドボベット®軟膏）外用　1回1g1日1回
・アプレミラスト（オテズラ®）　1回30mg　1日2回内服
② 重症な皮疹＋関節炎のある症例
・イキセキズマブ（トルツ®）　1回80mg　2週間に1回皮下注射
③ 皮疹＋重症の関節炎のある症例
・セルトリズマブ ペゴル（シムジア®）　1回400mg　2週間に1回皮下注射

④ 関節症状のない重症例
・チルドラキズマブ（イルミア®）　1回100mg　初回投与の1カ月後に2回目を投与，その後3カ月に1回投与

3．おわりに

　乾癬患者は身体的QOLとともに精神的QOLの低下がほかの疾患と比較しても高度であり，患者−医師関係を良好に保ち長期間治療していく必要がある．ライフステージに応じて患者の治療希望も変化する可能性があり，画一的な治療目標ではなく個々の患者に応じた治療目標を立てることも重要である．個々の患者の要望に沿って患者−医師間でのシェアードデシジョンメイキングが重要である．

文　献

1) Lowes MA, et al：The IL-23/T17 pathogenic axis in psoriasis is amplified by keratinocyte responses. Trends Immunol, 34：174-181, 2013（PMID：23291100）
2) Armstrong AW & Read C：Pathophysiology, Clinical Presentation, and Treatment of Psoriasis：A Review. JAMA, 323：1945-1960, 2020（PMID：32427307）
3) Korman NJ：Management of psoriasis as a systemic disease：what is the evidence? Br J Dermatol, 182：840-848, 2020（PMID：31225638）
4) 飯塚一：乾癬治療のピラミッド計画2017．J Visual Dermatol, 16：850-851, 2017
5) 「ここまでわかった乾癬の病態と治療」（古江増隆，大槻マミ太郎/編），pp208-210，中山書店，2012
6) Thomas JA & Aithal GP：Monitoring liver function during methotrexate therapy for psoriasis：are routine biopsies really necessary? Am J Clin Dermatol, 6：357-363, 2005（PMID：16343024）
7) 日本皮膚科学会：乾癬における生物学的製剤の使用指針および安全対策マニュアル（2011年版）．日本皮膚科学会雑誌，121：1561-1572，2011

【著者プロフィール】
小宮根真弓（Mayumi Komine）
自治医科大学 皮膚科学教室

それゆけ！エコー・レジデント！

日常診療でのエコーの使いどころ

シリーズ編集／Point-of-Care 超音波研究会 広報委員会

最終回

第12回 POCUSで心不全を見逃すな！

藤原美佳，山田博胤

POCUS（Point-of-care ultrasound）とは，場所を問わず診察医が行うことのできる超音波検査のことをさします．本連載では，臨床の最前線で使えるPOCUSの魅力を，研修医Aくん＝"エコー・レジデント"の経験するさまざまな症例を通してお届けします．

■ プロローグ

研修医A君は医師2年目となり，救急外来での経験も増え，かなり自信はついてきたものの心エコーに関してはまだ不安が残っていた．そんなある日の救急外来で，息切れを訴える患者さんが救急搬送されてきた．

症例　息切れを訴える高齢女性

患者B，80歳代女性．

既往歴：高血圧，甲状腺機能低下症について近医で内服治療を受けている．ここ約1カ月で認知症が進行し内服管理ができなくなっていた．デイサービスに行ったところ息切れがひどくなったため，施設の方に付き添われて救急外来を受診した．

バイタルサイン：意識清明，体温37.1 ℃，血圧220/128 mmHg，心拍数84回/分・整，呼吸数24回/分，SpO2 89 %（室内気）→ 94 %（経鼻酸素 3 L/分）

本連載内で movie マークのある図については動画を Web でご覧いただけます

● **スマートフォン・タブレットで観る**

movie マークの図に併記の二次元コードから直接閲覧できます

● **PCで観る**

①羊土社 HP（https://www.yodosha.co.jp/）へアクセス，トップページ右上から「書籍・雑誌付録特典」ページへ移動

②右記の特典利用コードを入力：fzx-quok-inuw（会員登録不要）

※付録特典サービスは予告なく終了する場合がございます．本サービスの提供情報は羊土社 HP をご参照ください

　研修医Aが診察すると聴診でcoarse crackles，収縮期雑音をわずかに聴取した．眼瞼結膜は蒼白，顔面および下腿に著明な浮腫を認めた．心電図所見は洞調律でST上昇はなく，V5〜V6誘導で下降傾斜型ST低下を認めた．

研修医A「血圧がすごく高いな．酸素化が悪いのは微熱があるから肺炎なのかな．いやいや全身の浮腫が強いから心不全を考えないといけないな．心電図がちょっと気になるな．心筋梗塞ではないと思うけど…」

　採血やCTをオーダーしながら，POCUSをするか迷っていたところ，上級医Cが救急外来に現れた．

上級医C「胸痛はないようだし，バイタルサインや身体所見から心不全は考えるべきだね．ここはA先生の得意なPOCUSをしてみようか」
研修医A「わかりました．確か心エコーの簡便なプロトコル・FoCUSについては連載第3回（2021年1月号）で勉強しましたね．まずは傍胸骨長軸像からでしたよね」
上級医C「今回は息切れが主訴なんだよね．じゃ，まず肺エコーをしてみようか」
研修医A「肺エコーも連載第4回（2021年2月号）で教わりましたね！ でもまだあまり慣れなくて…」
上級医C「そんなに難しいことじゃないよ．心エコーで用いるセクタプローブを縦にして右前胸部の肋間に当ててみてごらん」
研修医A「キラキラする線状エコーが何本も見えます（図1）」
上級医C「それがBラインだよ．1肋間に3本以上のBラインが観察される場合を多発Bラインといって，肺水腫の可能性を考えるよ」

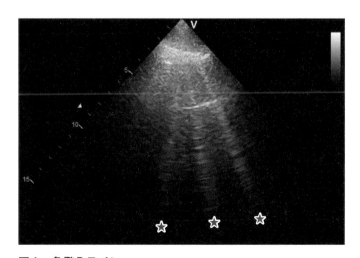

図1　多発Bライン
　1肋間に3本以上のBライン（★）が観察される．

● 息切れの肺エコー所見

　息切れの肺エコー検査では，まず気胸を診断することが重要です．診断アルゴリズムとしてBLUEプロトコルが最もよく用いられます（図2）[1]．

① lung sliding

　肺エコーは通常リニアプローブを用いて観察しますが，セクタプローブやコンベックスプローブでも観察できます．呼吸したときに臓側胸膜が左右に動く（sliding）所見をlung slidingといいます．これは肺が膨らんでいること，すなわち含気した肺が存在することを示します．lung slidingがみられる場合，胸膜より深部は肺からのアーチファクトにより砂粒状に観察されます（seashore sign）．気胸では，その部位のlung slidingが消失します．lung slidingを認める部位と認めない部位の境界であるlung pointが観察できれば，気胸と診断可能です[2]．

② Bライン

　臓側胸膜面から画面下（最深部）まで減衰せずに伸びる，左右に線状に動く高輝度な線状のアーチファクトです．前述の通り，一肋間に3本以上のBラインを認める場合を多発Bラインといい，両側にその所見があれば感度97％，特異度95％で心原性肺水腫を診断可能とされています[3]．ただし，びまん性肺疾患でも両側に多発Bラインを認めることがあり，その鑑別は必要です．

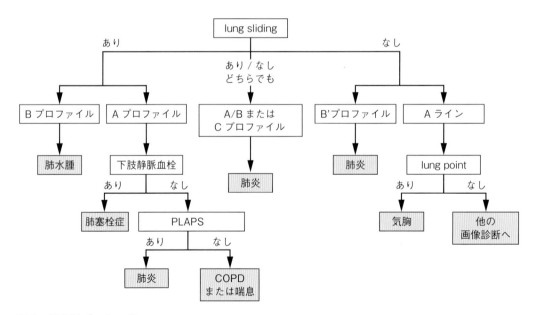

図2　BLUEプロトコル
文献1より転載.
Aプロファイル：lung slidingあり，Aラインあり（Bラインなし）
Bプロファイル：lung slidingあり，多発Bラインあり
B'プロファイル：多発Bラインあり（lung slidingなし）
Cプロファイル：コンソリデーションあり
PLAPS（posterolateral alveolar and/or pleural syndrome）：胸水貯留，コンソリデーションあり

③ A ライン

　胸膜とプローブあるいは皮膚との間の多重反射によって生じる，高輝度で胸膜に平行な線状のアーチファクトです．Aラインは正常肺だけでなく，気管支喘息発作時や肺気腫などの肺の含気が過剰な場合にもみられます．息切れの患者さんで，多発Bラインを認めずAラインのみの場合，BLUEプロトコルで肺塞栓症を念頭におき，下肢静脈エコー検査が推奨されています．

④ コンソリデーション

　胸膜下の肺が低輝度あるいは実質臓器のようにみえる所見をさします．肺内の含気低下を意味し，局所的な（片側の）Bライン陽性所見とともにみられれば肺炎を疑います．

研修医A「Bラインを見つけるのは簡単ですけど，肺エコーって聞き慣れない単語が多いのが難しそうです」

上級医C「それぞれの単語の意味がわかれば，そんなに難しくないよ．今回だとlung slidingがあってBラインが多発しているから肺水腫を疑うよね．次は肺水腫が心原性なのか非心原性かを考えようかな．心臓の動きはどうだろうか」

研修医A「動きは悪くないと思います．ということは非心原性でしょうか？」

上級医C「心不全のなかには左室駆出率が保たれた心不全（heart failure with preserved ejection fraction：HFpEF）もあって，特に高齢者では多いといわれているよ．下大静脈を描出しようか．心窩部からのアプローチが難しい場合は，左肋間から肝臓をウインドウにして短軸像で観察してみよう」

研修医A「見えました！下大静脈が拡張していますね（図3）．呼吸による変動も弱いみたいです（図4 movie）」

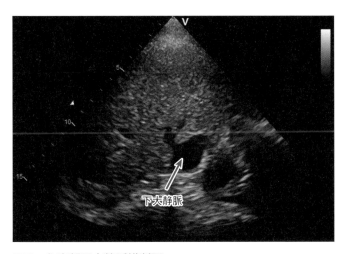

図3　心窩部下大静脈横断面
下大静脈が拡大している．

A) 吸気時   B) 呼気時

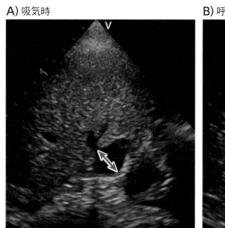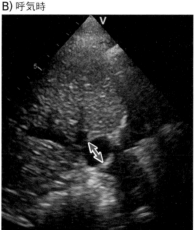

図4 下大静脈の呼吸性変動減弱 movie
吸気時と呼気時で下大静脈径の差があまりみられない.

上級医C「そうだね. 下大静脈径と呼吸性変動によって右房圧が推定できるんだ. この患者さ
んでは右房圧すなわち中心静脈圧が上昇しているということで, たいていの場合は
心不全を考えないといけない所見だね. この患者さんの息切れや全身の浮腫は, 心
不全が原因だっ！」

心不全のFoCUS所見と典型的心エコー所見

両側に多発Bラインを認める場合は心原性肺水腫 (心不全), あるいは非心原性肺水腫
(ARDSなど) のいずれも考えられます. 肺エコーのみの所見で両者を鑑別することは困難で
あり, 病歴や身体所見, 心エコー図検査を用いて診断することになります.

アルゴリズムでは, POCUSで肉眼的左室駆出率 (visual EF) が低下していれば心原性肺水
腫と考えやすいですが, **息切れの鑑別でのFoCUSでは, まず下大静脈をみる**ことをお勧めし
ます. **拡張と呼吸性変動の有無の2点が重要**です[4, 5]. 正常の下大静脈径は21 mm以下が基
準ですが, POCUSでは短軸断面での下大静脈が正円に近ければ拡張と判断できます.

下大静脈径の呼吸性変動は, 安静呼吸で20％以上, 鼻をすするような動作 (sniff) 時は50％
以上が正常で, それ未満の場合に呼吸性変動の低下と判断します. ゼーゼーハーハー言ってい
る患者さんの下大静脈をみたときに, 拡張していて呼吸性変動が弱い場合にはまず心不全と考
えます. その所見があれば, 心不全の初期治療をはじめながら, 循環器内科にコンサルトする
のがよいでしょう.

エピローグ

研修医Aくんは肺エコーと心エコーの合わせ技で心不全を診断し, 無事に循環器内科へつな
ぐことができた.

「POCUSについてたくさん勉強してきたと思ったけど，まだまだ奥が深いな．エコーっておもしろい！」研修医Aくんはこれからも研鑽を重ね，エコー・レジデントとして成長していくことを固く誓ったのであった．

コラム：Bラインの実験

身近な素材で，Bラインを再現してみましょう．用意するのは，木綿豆腐と，キッチンペーパーだけ．キッチンペーパーを水で湿らせて豆腐の上に置きます（図5）．写真のようなパックならパックのままでも大丈夫．そこに，エコーゼリーを1滴のせ，裏側にプローブを当てて観察すると，Bラインが再現できます．

エコー装置が血管エコーのプリセットのままだと，通常ハーモニックがon，コンパウンドモードがonになっています．コンパウンドモードは超音波を3方向に発信して得られた画像を合成する技術で，onになっているとBラインが3本になってしまいます．また，ハーモニックはノイズを抑える技術なので，onになっているとBラインが見えにくいです．両機能をoffにすることで，図6の★のようにBラインが明瞭になります．

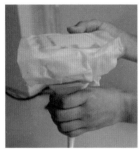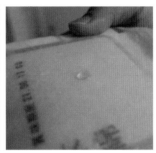

図5　木綿豆腐を用いたBライン再現実験

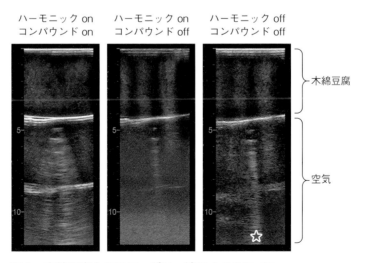

図6　木綿豆腐上のエコーゼリー滴によるBライン

文　献

1）Lichtenstein DA & Mezière GA：Relevance of lung ultrasound in the diagnosis of acute respiratory failure: the BLUE protocol. Chest, 134：117-125, 2008（PMID：18403664）

2）Volpicelli G, et al：International evidence-based recommendations for point-of-care lung ultrasound. Intensive Care Med, 38：577-591, 2012（PMID：22392031）

3）山田博胤，亀田 徹：「症状・症候別 POCUS 実践活用術」（畠 二郎，平井都始子 / 編），pp82-93，文光堂

4）今村祐志：「症状・症候別 POCUS 実践活用術」（畠 二郎，平井都始子 / 編），pp35-38，文光堂，2020

5）八塩章弘：下大静脈.「救急超音波テキスト」（亀田 徹，木村昭夫 / 編），pp159-166，中外医学社，2018

Profile

藤原美佳（Mika Fujiwara）

高松市立みんなの病院
大学病院，総合病院を経て，現在，市中病院でさまざまな循環器疾患中心に内科救急の診療を行っています．患者さんを丁寧に診るうえで血液検査，CT では得られない情報を POCUS は与えてくれます．聴診と同じ感覚でエコーはほぼ必須と考えています．専門科にかかわらず，レジデントの間にぜひ積極的にプローブを握ってもらい，たくさんのエコーを経験してもらえればと思います．

山田博胤（Hirotsugu Yamada）

徳島大学大学院医歯薬学研究部 地域循環器内科
エコー離れが著しい若手医師にエコーに興味をもって実践してほしいと POCUS の普及に力を入れています．本職の心エコー図検査では，The Echo WEB という WEB セミナーを定期的に開催し，好評を得ています（https://www.theechoweb.jcua.or.jp/）．心エコーに興味のある方はぜひ覗いてみてください．

【最終回にあたって】

　全12回の連載いかがでしたでしょうか？ 今も臨床現場でエコーを多用している POCUS ユーザーの情熱を言葉にし，駆け出しのエコー・レジデントへ指導している風味をつけてお届けいたしました．偉大なアスリートは，物心つく前からボールやラケットを握っていたといいます．研修医時代からエコーを身近に感じる環境で少しずつその魅力に取り憑かれれば，エコーの可能性は無限大！ どんどんエコーにハマり，メキメキ上達していくに違いありません．「エコーが大事なのはわかるけど，何からはじめてよいかわからない…」，そんな方はぜひ POCUS 研究会に一度ご参加ください！

シリーズ編集：竹井寛和（POCUS 研究会広報委員会，兵庫県立こども病院 救急科）

Point-of-Care超音波研究会とは

急性期診療やプライマリ・ケアでのエコーを主体とした，臨床応用および研究を進めるために発足した研究会です．対象は医師に限らず，研修医や看護師など POCUS に興味をもっている医療関係者すべてで，会員の専門領域も多岐にわたります．年2回の研究会や，2カ月に1回の POCUS 入門セミナーを開催し，POCUS の魅力が詰まった内容を提供しています．ぜひご参加ください．

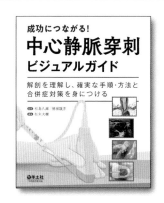
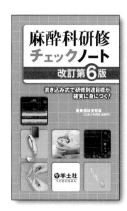
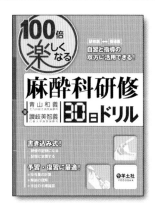

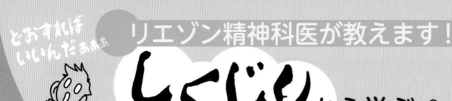

とおすれば
いいんだぁぁぁ

リエゾン精神科医が教えます！

しくじりから学ぶ
精神科薬の使い方

精神科医でなくても知っておきたい，
入院患者への精神科の薬の使い方について具体的に解説していきます．

井上真一郎

びえええ…

Case2　不眠（せん妄の発症リスクが低い場合）

不眠の患者さんが転倒・骨折してしまったケース

井上　ちょうど1カ月ぶりですね．前回（2021年9月号）の
　　　内容は覚えていますか？

研修医　えーっと，しくじり先生がせん妄ハイリスクの患者さ
　　　んに不眠時指示を出しておらず，当直医の先生の指示
　　　でベンゾジアゼピン受容体作動薬が投与されてしま
　　　い，結果的に薬剤性せん妄を発症してしまったケース
　　　でした．

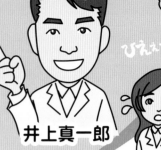

井上　そうでしたね．今回は，せん妄ハイリスクではない，比較的年齢の若い患者さんが不眠をきた
　　　したケースです．

研修医　今回もしくじり先生は登場するのですか？

井上　もちろん（笑）．では，症例をみていきましょう．

CASE　　55歳女性．膠原病の精査・加療で入院．入院翌日，「どうも寝つきが悪いのでなんとかして
ほしい」と訴え，主治医は半減期の短いブロチゾラム（レンドルミン®）を処方した．翌日に
なっても「やっぱり眠れない」と訴えるため，さらにゾルピデム（マイスリー®）を追加した
が，「全然眠れない」という訴えがくり返された．しかたなくゾルピデムを増量したところ，
夜中に転倒し骨折．その後，整形外科の先生にお願いして転棟することとなり，骨折に対する
治療が行われるなど，入院の長期化を余儀なくされた．

しくじりポイントを探せ！

井上　このケース，臨床現場ではまさに「あるある」です．どこをどうしくじったのか，わかります
　　　か？

研修医　不眠に対して，安易にベンゾジアゼピン受容体作動薬を出してしまったところがよくなかった
　　　のだと思います．

井上　なるほど．では，ベンゾジアゼピン受容体作動薬はなぜよくないのでしょうか？

研修医　筋弛緩作用が強く，転倒しやすくなるからです．いくらせん妄のリスクが少ない患者さんであっても，安易に処方すべきではありません．

井上　素晴らしいですね．ブロチゾラムにゾルピデムを追加するなど，多剤併用となってしまったことも，結果的に転倒のリスクを引き上げたといえそうです．ただし，本質的にはもっと違うところにしくじりポイントがあります．

研修医　えっ？　どこですか？？

井上　そもそも，この患者さんに睡眠薬は必要でしょうか？

研修医　でも，先生…．患者さんが「眠れない」と言ってるわけですから…．

井上　確かに，患者さんは不眠を訴えています．ただし，「不眠」イコール治療が必要な「不眠症」，ではありません．

研修医　なるほど！「不眠」と「不眠症」は，全く別物なのですね．

井上　その通りです．

> point
> ・「不眠」とは，患者さんが訴える『症状』のことで，例えば「腹痛」や「めまい」などと同じです
> ・「不眠症」とは，治療が必要な不眠を示す『病名』のことで，例えば「虫垂炎」や「Meniere病」などと同じです

不眠症かどうかの判断は，「昼」の症状に着目する！

井上　患者さんが「不眠」を訴えても，それが必ずしも「不眠症」とは限りません．特に入院中は不眠をきたすことが多いため，すぐに薬に走らないことが大切です．

研修医　確かに，入院したら枕も変わるし，隣の人のイビキがひどいこともあるし，看護師さんはしょっちゅう見回りに来るし，身体はしんどいし，治療や検査のことも不安だし…．よく考えると，眠れない要素しか見当たりませんね（苦笑）．

井上　ふだん，家では0時ごろに寝ていても，病院のルールで消灯は21時です．しかたなく，スマホを長々といじってしまい…．むしろ，これでスヤスヤと眠れるほうがおかしいくらいですね．
医療者は，「入院すると，大半の人が不眠をきたす！」という前提に立つことが大切です．

研修医　気をつけるようにします．では，患者さんが不眠を訴えた場合，それが不眠症かどうかを判断するにはどうすればよいのでしょうか？

井上　そこが大きなターニングポイントですよね．眠れないと訴える患者さんに対して，医師はつい不眠のタイプ（入眠困難や中途覚醒など）ばかり尋ねてしまいます．どうしても夜間の様子に目が向きがちなのですが，ポイントは「日中の様子」に着目することです．

研修医　なるほど！　もし眠れていなければ，日中の生活に何かしらの影響が出るハズですよね．

井上　その通りです．そこで，不眠を訴える患者さんに対する次の一手は，「昼間に眠くなったり，体がだるくなったりしますか？」と尋ねることです．

せん妄の発症リスクが低い患者さんに対する 不眠症治療薬とは？

研修医　このケースで，もし眠れないことによって日中の生活に支障をきたしていれば，不眠症として治療すればよいのですね．

井上　その通りです．そして，まずは睡眠時無呼吸症候群やむずむず脚症候群（レストレスレッグス症候群），うつ病などの疾患を除外することになりますが，それらの詳細は成書に譲ります．ここでは，不眠症にどのような薬を使うのかについて，詳しく解説していきましょう．

研修医　私を指導してくださる先生は，ブロチゾラムやゾルピデム，エチゾラム（デパス®）といった薬をよく使っています．

井上　ベンゾジアゼピン受容体作動薬ばかりですね（苦笑）．今回の患者さんはせん妄の発症リスクが低いので，絶対にダメとは言いませんが，ベンゾジアゼピン受容体作動薬はせん妄を引き起こすだけでなく，依存性や筋弛緩作用が強いことも大きな問題です．

研修医　この患者さんも，結果的に転倒してしまいましたよね．前回学んだように，やはりスボレキサント（ベルソムラ®）やレンボレキサント（デエビゴ®）といった，オレキシン受容体拮抗薬を処方すべきなのでしょうか？

井上　その通りです．「入眠困難→半減期の短いベンゾジアゼピン受容体作動薬」，「早朝覚醒→半減期が長めのベンゾジアゼピン受容体作動薬」といったパターンで薬を選んではいけません．**第一選択薬として，オレキシン受容体拮抗薬の使用を検討しましょう**．その際，特に入眠困難や中途覚醒の場合にはレンボレキサントがよいかもしれません．

研修医　前回教えていただいたトラゾドン（レスリン®／デジレル®）も候補になりますか？

井上　そうですね．トラゾドンは，「鎮静系抗うつ薬」として不眠に対してよく用いられる薬でしたね．半減期が短いため持ち越しが少なく，翌日まで眠気が残ることはほとんどありません．また，筋弛緩作用がほぼなく，転倒のリスクも少ないため，今回のケースでトラゾドンを使っていれば転倒を起こすことはなかったかもしれません．

研修医　やっぱり，ベンゾジアゼピン受容体作動薬は使わないほうがよいのですね．

井上　これからの時代，例えせん妄の発症リスクが少ない患者さんでも，安易にベンゾジアゼピン受容体作動薬を使わないこと，もし使う場合にはその根拠をきちんと他人に説明できること，そして使いっぱなしではなく短期間の投与にとどめることが大切です．

研修医　依存性を考えると，漫然と投与しないように気をつけないといけませんね．

井上　そうですね．入院時に開始されたベンゾジアゼピン受容体作動薬が，退院後もずるずると長期処方されてしまうケースはよくあります．**「患者さんが長く飲み続けているベンゾジアゼピン受容体作動薬について，自分がその最初の処方医にならない！」**ことを，強く肝に銘じておきましょう．

研修医　気をつけます！では逆に，ベンゾジアゼピン受容体作動薬を使ってもよいのは，どのようなケー

スでしょうか？

井上 例えば，不眠のために不安や焦燥感が強くなり，それによってまた不眠になるという悪循環を きたしているような患者さんです．ちなみに，エスゾピクロン（ルネスタ®）はベンゾジアゼピ ン受容体作動薬ですが，α受容体への薬理作用や市販後調査の結果などから，健忘に関する副 作用の少なさが示されています．

研修医 せん妄ハイリスクの患者さんにも使えそうですね．

井上 ただし，味覚異常（苦味）を訴える方が多いので，十分注意しておきましょう．もう1つ，ロル メタゼパム（エバミール®／ロラメット®）は，薬物代謝酵素であるCYP（シトクロムP450） の影響を受けず，直接グルクロン酸抱合を受けるため，ほかの薬剤との相互作用を避けたいケー スに有用です．また，ロルメタゼパムは主に腎臓で代謝・排泄されるため，肝臓への影響が少 なく，肝機能障害を有する患者さんによく用いられます．

研修医 なるほど，よくわかりました！

精神科薬の使い方

不眠症に対する「マイ・レシピ」を，今のうちに見直しておきましょう（図1）．

これまで（旧）	これから（新）
材料（1人分：就寝前に経口投与）	**材料（1人分：就寝前に経口投与）**
・トリアゾラム（ハルシオン®）　0.25〜0.5 mg ・ブロチゾラム（レンドルミン®）　0.25 mg ・ゾルピデム（マイスリー®）　5〜10 mg ・ゾピクロン（アモバン®）　7.5〜10 mg ・エチゾラム（デパス®）　0.5〜3 mg	・レンボレキサント（デエビゴ®）　2.5〜10 mg ・スボレキサント（ベルソムラ®）　15〜20 mg ・トラゾドン 　（レスリン®／デジレル®）　25〜150 mg ・エスゾピクロン（ルネスタ®）　1〜3 mg ・ロルメタゼパム 　（エバミール®／ロラメット®）　1〜2 mg
★このレシピの生い立ち これらの薬のいくつかを混ぜ合わせると，患 者さんはすごく眠れるようになって，満足度 も格段にUPしました！でも，患者さんが頻 繁に転倒しているような…	**★このレシピの生い立ち** このなかのいずれか1種類にすることで，副 作用がグッと減りました！ ルネスタ®は不安が強い人に，エバミール® は肝障害の人に使っています．

図1 不眠症治療薬マイ・レシピの見直し

内服中のベンゾジアゼピン受容体作動薬を どうするか？

研修医 もともとベンゾジアゼピン受容体作動薬を飲んでいる人も，せん妄だけでなく転倒のリスクな どを考えると，ほかの薬に変えたほうがよいのでしょうか？

井上 とてもよい質問ですね．確かに，入院中は薬を整理する大きなチャンスです．ただし，内服中 のベンゾジアゼピン受容体作動薬を減量・中止するうえで，注意すべき点が2つあります．

研修医 どんなことですか？

井上　1つ目は，例えばうつ病や不安障害など，何らかの精神疾患があってベンゾジアゼピン受容体作動薬を飲んでいる患者さんです．その場合，減量・中止によって精神症状が再燃するかもしれません．

研修医　精神科医や心療内科医から処方されているベンゾジアゼピン受容体作動薬は，そっとしておくのがよさそうですね．

井上　その通りです．2つ目に，ベンゾジアゼピン受容体作動薬を長期間にわたって定期内服している場合は，急な減量・中止によって離脱症状が出る可能性があり，注意が必要です．離脱症状には，不眠やせん妄のほか，振戦や頻脈など，さまざまなものがあります．

研修医　なるほど．具体的に，どのような薬が離脱症状を起こしやすいのですか？

井上　「短半減期・高力価」，つまり「切れ味がよく，効果が強い薬」は依存性が強く，離脱症状が出やすいようです．例えば，トリアゾラム（ハルシオン®），ブロチゾラム（レンドルミン®），エチゾラム（デパス®）といった薬ですね．私は，あまりよくない意味で，これらを「御三家」と呼んでいます．

研修医　その3つの薬は，特に注意が必要ですね（苦笑）．ちなみに，「長期間」というのは，具体的にどれくらいの期間でしょうか？

井上　一概には言えないのですが，岡山大学病院精神科リエゾンチームでは「投与期間が6カ月〜1年以上になると，約80％の患者で離脱症状が出現する[1]」という論文を参考に，「6カ月」を目安にしています（図2）．

研修医　とてもよくわかりました．もしベンゾジアゼピン受容体作動薬を飲んでいる患者さんが入院しても，これからは自信をもって対応できる気がします！

井上　それはよかったです．もっと詳しく不眠診療について学びたい場合は，稿末の参考文献にあげた本が超オススメです．

　　　では，次回からはいよいよせん妄の話に入ります．

研修医　せん妄で困ることは多いので，今からとても楽しみです．しくじり先生から学べることって，実はたくさんあるんですね．次回もよろしくお願いします！

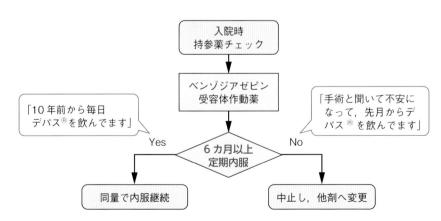

図2　内服中のベンゾジアゼピン受容体作動薬の対応フローチャート
（岡山大学病院精神科リエゾンチーム）

![しくじりから学ぶ 精神科薬の使い方]

Column

リエゾン精神科医の魅力とは？ ～多様なスキル・多職種との協同

　国立がん研究センター中央病院精神腫瘍科の平山貴敏です．私がリエゾン精神科医として本格的に活動しはじめたのは，現在の病院に赴任したのがきっかけです．現在，緩和ケアチームの一員として，がん患者さんのリエゾン・コンサルテーションを行っています．私自身，最初はリエゾン精神科医のことをよく知らず「他科の病棟に往診にいく精神科医」という程度に考えていましたが（大変お恥ずかしい限りです…），実際に学んでみるとその多様性と奥深さにどんどん惹かれていきました．

　私が思うリエゾン・コンサルテーションの魅力は，大きく2つあると思います．1つ目は，多様なスキルが求められることです．目の前の患者さんの治療はもちろん，コンサルティの真のニーズや不安な点を把握する力，医療者のケア，集団力動を読み解く力，俯瞰的に物事を見る力などが必要とされます．症例を経験するたびにさまざまなことに目を向ける必要があり，決して飽きることはありません．

　2つ目は，多職種と協同できることです．リエゾン精神科医は，他科の患者さんを診察するため，他科の主治医や病棟看護師をはじめ患者さんを取り巻くさまざまな医療者と協同する必要があります．職種や診療科が異なると考え方やスタンスが異なることが多く，円滑にコミュニケーションをはかる能力や，相手の立場や役割を尊重しつつも専門家としての役割を果たすバランス感覚や柔軟さも求められます．多職種と協同することで，個人あるいは1つの診療科や職種では提供することができないような包括的なケアを患者さんに提供することができます．上手くいくことばかりではありませんが（そうでないことの方が多いかもしれません），多職種の一員として機能することができたと実感できたときはとても充実感を感じられますし，医療者同士の輪が広がることも嬉しいものです．

　これまでの私自身の経験から，自信をもって皆さんに「リエゾン」をお勧めします！　　　　　（平山貴敏）

＊このショートコラムでは，リエゾン精神科医の魅力について，日本総合病院精神医学会・若手委員会のメンバーが，リレー方式でバトンをつないで執筆していきます．次回もお楽しみに！

引用文献

1）Rickels K, et al：Psychomotor performance of long-term benzodiazepine users before, during, and after benzodiazepine discontinuation. J Clin Psychopharmacol, 19：107-113, 1999（PMID: 10211911）

参考文献

1）「外来・病棟で役立つ！ 不眠診療ミニマムエッセンス」（井上真一郎/著），中外医学社，2021
　↑精神科医にコンサルトしなくても，一般外来や一般病棟でみられる不眠について，短時間で的確な評価や治療ができるように解説した書籍です．

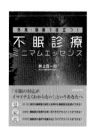

井上真一郎（Shinichiro Inoue）

岡山大学病院 精神科神経科

私の専門領域は，リエゾン精神医学，サイコオンコロジー（精神腫瘍学），および産業精神医学です．「せん妄」に軸足を置いて活動しており，現在日本総合病院精神医学会で若手委員会の委員長を務めています．今後の本連載にぜひご期待ください！

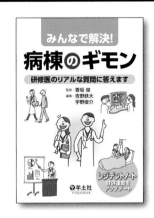
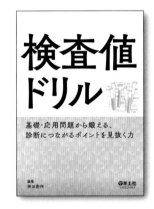

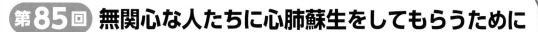

こんなにも面白い
医学の世界
からだのトリビア教えます

へぇ
そうなんだー

中尾篤典
（岡山大学医学部 救命救急・災害医学）

第85回 無関心な人たちに心肺蘇生をしてもらうために

　病院外で心肺停止の患者さんがいたとき，近くにいる人が直ちに心肺蘇生をした場合の方が，しない場合よりも約2倍生存率や社会復帰の確率が上がることはよく知られた事実です．一方で，自分以外に傍観者（Bystander）がいるときには率先して行動を起こすことを躊躇する集団心理が働きます．何か行動することで責任や非難が自分に及ぶことを恐れるなどの理由があるでしょう．これはBystander effect（傍観者効果）といわれる現象であり，古くから知られています[1]．

　傍観者効果はネズミでもみられることが報告されています．筒の中に閉じ込められた「要救助者ラット」，筒から助け出す訓練を受けた「救助者ラット」，鎮静剤によってボーッと突っ立っているだけの「傍観者ラット」を用意します．「救助者ラット」が一匹でいるときには，すばやく助け出そうとしますが，「傍観者ラット」が一緒にいると，仲間を助け出す確率が低下します．この傾向は「傍観者ラット」が多いほど顕著で，「救助者ラット」はより無関心になっていきます．一方，「救助者ラット」が複数いると，彼らは競い合うように捕らわれた仲間を助け出そうとしたのです．これは，まさに人間社会と同じで，複雑な社会心理をもたない（と思われる）ラットでも本能的に傍観者効果がみられることがわかりました[2]．

　では，ヒトの場合，責任や非難などあまり余計なことを考えずに本能的に行動できる状況であれば，この傍観者効果はなくなるのでしょうか？　この答えを出すために，アムステルダムのバーで120人の被験者に対して実験が行われました．客に席に着いてもらい，仕掛け人がマウスピース20個を床にわざとぶちまけ，被験者がそれを拾い集めるのを手伝うかどうかを調べています．隣に座っている別の客（仕掛け人）が，チラッと見るだけで手伝おうとしない，いわゆる傍観者がいる状況では，手伝いの頻度は有意に下がりました．しかし，アルコールを飲んだ被験者は，飲んでいない人より迅速に行動することがわかったのです[3]．

　病院の外で急に倒れた人に声をかけるのは，勇気がいるものです．傍観者効果は生物の本能であるので致し方ないとして，救助者が複数いたらよりすばやく行動するプラスの効果に期待して，われわれ医療者はできるだけ多くの一般市民に心肺蘇生の講習を続けていくしかありません．

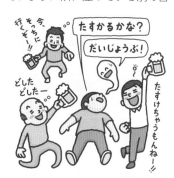

文 献

1) Latané B & Darley JM：Bystanders "apathy". Am Sci, 57：244-268, 1969（PMID：5797312）
2) Havlik JL, et al：The bystander effect in rats. Sci Adv, 6：eabb4205, 2020（PMID：32923593）
3) van Bommel M, et al：Booze, Bars, and Bystander Behavior: People Who Consumed Alcohol Help Faster in the Presence of Others. Front Psychol, 7：128, 2016（PMID：26903929）

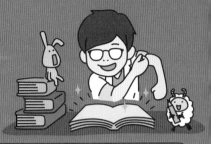

Dr.ヤンデルの 勝手に 索引作ります！

通読できるように作られた医学書の索引を、市原が勝手に作り直して遊びます。

市原　真

第12回
スパルタ病理で勝手に索引！

|||| 今回のお題本 ▶

スパルタ病理塾
あなたの臨床を変える！
病理標本の読み方

小島伊織／著

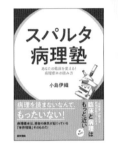

■ 定価3,960円（本体3,600円＋税10％）
■ A5判　■ 206頁　■ 医学書院

　読者諸氏がさほど興味をもたなそうな話で幕を開けよう．私は病理医である．その中でも，市中病院で患者から採取された検体を病理組織診断する，いわゆる「病理診断医」と呼ばれる仕事をしている．

　専門医資格を有している病理医は，日本全国に2,620人（2020年11月2日現在）[1]．私がこの世界に入ったころは2,000人ちょっとだった．上がなかなか引退s……日本病理学会のリクルート戦略が功を奏して，順調に仲間が増えている．集中治療専門医や感染症専門医より多いので，今や「レアな医者」という称号は返上しよう．わはは．俺たちはマジョリティだあ！

　……とはならない．やっぱり病理医は少数派である．医師の総数を33万人とすればたったの0.7％．外科専門医なんて23,000人以上いるからなあ．

　さて，今名前をあげた集中治療専門医，感染症専門医，病理専門医には，「少ない」以外にもある共通点が存在する．おわかりだろうか？

　──答えは，「職務内容が領域横断的である」ということ．

　近年，メジャーな科が着々と臓器ごとの専門分野に細分化されていく一方で，今あげた三科は，複数の領域からコンサルトを受ける．**技術はスペシャルなくせに働きっぷりはジェネラル**．ICUには心臓病も代謝・内分泌疾患もやってくるし，感染症外来では尿路感染症もマダニもカバーするし，病理検査室には白血病の骨髄生検からクローン病の回盲部切除検体までやってくる．

　だからこそ……と，やや強引に書籍の話に接続しよう．コンサルタント型の専門医が書いた本は，若手が読んでも役に立つ良書が多い（私見）．複数の臓器，複数の臨床医を相手に日々奮闘している科のドクターは，他科の医師が読んで唸るような文章を書くのがうまいと感じる．『集中治療，ここだけの話』（医学書院）[2]とか，『プロの対話から学ぶ感染症』（MEDSi）[3]とか，現場の経験を鋭く伝え，読み物的に勘所を押さえてくれる，いわゆるメジャー科からはあまり出版されていないタイプの書籍に，これぞとおすすめできる良本がキラ星の如く並ぶ．

はっきり言うぞ. コンサルタント型マイナー科の本はおもしろい. 筆力があるニッチな専門医から目を離すな.

＊　＊　＊

　前置きがいつも以上に長くなったところで本日のお題本を紹介しよう. レア・ドクターの一翼を担う病理専門医による『スパルタ病理塾』だ. 副題に「あなたの臨床を変える！」とあるように, これは臨床医向けの, そして研修医向けの本である.「病理の本なんて病理医しか読まないでしょ」なんて, かつての私も考えていたが, 違うのだ. コンサルタントが書いた本なのだから, コンサルトを頼む方が読むべきだし, 読んで面白い. 安心しておすすめできる.

　さあ今回の「勝手に索引」を見て頂こう. Webでは**完全版**を公開. QRコードからぜひアクセスしてみてほしい. 本稿では, 索引の一部を抜き出しながら解説する.

▼第12回 完全索引

🐰 市原のオリジナル索引①

読み	項目	サブ項目	掲載ページ
いえんの	胃炎の所見を述べる一言目には, 何をもってくるべきでしょうか		149
いけいが	「異型が高度」という一言でもって一瞬で癌の診断をつけてしまう		30
いんかえ	陰窩炎・陰窩膿瘍の意味するところは, 好中球による陰窩の破壊です		64
いんかの	「陰窩のねじれ」という所見から, かつて陰窩が破壊され再生したという来歴を思い浮かべつつ		65
いんたー	インターフェイス肝炎		56
えんしょ	炎症性病変の病理組織は, ①炎症細胞, ②標的組織という2つの方向から攻めると理解しやすい		53
かいよう	潰瘍瘢痕上の粘膜内癌は, 現時点までずっと粘膜内癌であった保証がない		104
かくかは	角化は細胞質の好酸性が増す		38

　笑顔がさわやか小島伊織先生の書いた本書が, 病理の組織所見に**色彩**と**声色**を与える. 陰窩がねじれているというのはどういうことなのか？ 核の形が変わるというのは何を意味しているのか？ 取扱い規約にも, 分厚い成書にも, 意外と書かれていないけれど, 臨床医が内心つぶやいている疑問.「なんでそう見えるの？」. **因果, カスケード, ストーリー.** これに答えてくれるのが通読型の医学書である. 本連載でも何度も確認してきたことだ.

🐰 市原のオリジナル索引②

読み	項目	サブ項目	掲載ページ
けんたい	検体	採取した検体は, どのように病理検査室に提出したらよいですか？	170
		検体が乾燥するおそれがあれば, 表面が濡れる程度の少量の生理食塩水をかける	171
こうしょ	紅色なのは血流が豊富なためで, 組織における血管の拡張を意味します		76
こくしょ	黒色の弾性線維が断裂・凝集し, 本来の肺胞構造が破壊されている		108
さいせい	再生したばかりの細胞は未熟です		22
さいぼう	細胞間橋は細胞間のわずかな隙間に細い突起状の結合がみられる		38
さいぼう	細胞分裂に備えてDNAの複製や遺伝子の転写を盛んに行うことが核腫大という所見と関連している		21
さくじょ	索状		162

「**紅色なのは血流が豊富なため**」は，病理所見を臨床的な肉眼所見と「橋渡し」する説明である．一方で，「**細胞分裂に備えてDNAの複製や遺伝子の転写を盛んに行うことが核腫大という所見と関連している**」は，病理所見を基礎医学と「橋渡し」する説明だ．淡路島から兵庫方面にも徳島方面にも橋が架かっているイメージ．すなわち，病理医は**神戸淡路鳴門自動車道**なのである．トランスレーショナルリサーチの中継点にいる．

🐰 市原のオリジナル索引③

読み	項目	サブ項目	掲載ページ
しぼうか	脂肪化（脂肪変性）		61
しぼうせ	脂肪性肝炎のパターン		63
じゃくか	弱拡大	取るべき戦略は，まずは弱拡大でみることなのです	19
		弱拡大では細胞にあまりとらわれず，組織構築の変化に着目して観察することが重要	30
		弱拡大→強拡大という手順に「体で慣れる」	151
しゅうか	集塊を形成するということは，結合性があるということ		27
しゅよう	腫瘍	腫瘍とは…組織の異常な増殖で，特に細胞の自律的な増殖を主たる特徴とするもの	21
		腫瘍らしさといえるもの	22
しゅよう	腫瘍が何かになろうとしている意志を病理所見から感じ取ることが，組織型を決めるための第1歩		36

熱心な臨床医は，自分で顕微鏡を覗きたがる．「なぜそういう診断が（他科の医師によって）下されたのか」を，自分でも把握して理解したいと感じるのだろう．患者から採取した検体が，病理検査室でプレパラートになったタイミングを見計らって，昼に病理医に電話してアポをとり，夜になると病理検査室に忍び込んで（※堂々と入って来てください），集合顕微鏡のあたりで何やらがんばって細胞を見ようと奮闘している．本書からは，そのような熱心な臨床医（のタマゴ）に併走する気概が感じられる．「**弱拡大から強拡大へと順番に見ていくとストーリーがわかりやすい**」と教えてくれるなんてかなり上質のメンターである．「**腫瘍らしさってなんですか？**」みたいなふわっとした質問に対する答えをきちんと用意しているところも好感度が高い．

ところで，世の中にはこれとは逆に，病理で行われている仕事に一切興味がなく，便利なブラックボックスの1つ，くらいにしか考えていなくて，「病理医が癌って言えば癌じゃん，それで臨床医にとっては十分だよ」というスタンスのドクターもいる．病理診断がどういう組織所見に依拠しているかなんて知らなくていい，要は，文字で結果だけもらえればいい，それで自分の診療は成り立つ，と信じているタイプの医者．

まあ……そういう医者は……得てして各種の検査に対する理解が浅く，通り一遍のパターン認識で診療をドライブしており，脳を使わず脊髄反射だけで日々やりくりしているから，不慮の事態に対応できず，非典型例に対処できず，というかパターンから外れた症例があること自体にそもそも気づけず，検査の尤度比も理解していないし，臨床推論の立て方も甘いので，知らず知らずのうちに周りからも一目奪われている（一目置かれているの逆ってこれでいいの？）．なおこれでもだいぶマイルドに述べたつもりだ．慢性疾患の患者がいつの間にか外来に来なくなる医者．高齢者の心筋梗塞を毎月見逃す医者．膠原病を一度も見たことがないという頻度的にあり得ないことを言う医者．外科紹介タイミングがいつも半日遅い医者．こういう医者に限って「放射線と病理と薬剤師はAIでいいよね」と発言して私たちを失笑させる．診療行為の妥当性を複数の線から検証する必要性に実務の中で気づけていない．令和で医師をやるにしては，脳

のスペックが足りていない.

　そうなると困るのは患者だ. サポートできたはずの患者の人生が知らぬ間に欠損する. 医師免許を行使する診療行為をDPCの項目に沿って処方するだけの流れ作業と勘違いしている医者こそAIに置換されてほしいと強く願う.

　少なくとも, 私がこれまで一緒に働いてきた, 患者に愛されスタッフに愛され医学に愛された医師たちは, 「ここだけ見てくれたらあとはいいから」みたいなことを病理医に言わない. どれだけ多忙であっても, 「なぜ?」をおろそかにしない. あ, 札幌厚生病院は素晴らしい病院です.

　もちろん, 野戦現場のフロントライン（最前線）は多忙であるから, 専門医同士がコミュニケーションしている暇もなくなって, 「あとはそっちでやっといて」「ここからはこっちでやっとくから」といったセリフが飛び交うことはある意味やむを得ない. しかし, わりと強めに警告しておくと, その断絶が患者の何かを取りこぼすことがある. 「あなたのその専門性は素晴らしいですね, もちろん付け焼き刃で真似できるものではないとわかっていますが, 意図だけでも教えてください」の姿勢を, 私はいくつになっても失いたくないと思っている.

　閑話休題.

市原のオリジナル索引④

読み	項目	サブ項目	掲載ページ
びょうり	病理診断	病理診断には標本のみを根拠としなければならないというルールはありません.	15
		教科としての「病理学」と, 診療業務としての「病理診断」の立場の違い	17
		「病理診断＝形態のみでの診断」という誤解	52
		どのようなときに病理診断を依頼したらよいでしょうか?	167
		病理診断に適した組織採取のタイミングはありますか?	168
		どのように検体を採取すると, 病理で確定診断しやすいですか?	169
		病理診断依頼箋にどのような内容を記載したらよいですか?	172
		病理診断の記載の歯切れが悪いのですが, どういうことですか?	174

　コンサルタントに対する素朴な疑問に丁寧に寄り添う本書をお手元に. 依頼箋（依頼書）の書き方は誰もが知っておきたい. 1つ上の項目もいい, 「どのように検体を採取すると, 病理で確定診断しやすいですか?」こんなことを尋ねてくれる臨床医と働きたいものだ. 一方で, 「病理診断の記載の歯切れが悪いのですが, どういうことですか?」にはドキッとさせられる. がんばろう.

市原のオリジナル索引⑤

読み	項目	サブ項目	掲載ページ
はじめに	初めに認識したい細胞3種類		32
ぱたーん	パターン分類は細胞レベルの変化よりも大まかな組織構築の変化をもとに判定されるため, 肉眼像とも相関します		71
ぱるぱぶ	「ぱるぱぶる・ぱーぴゅら」. 10回口に出して言ってみてください		86
はんのう	「反応性の変化である」		23
はんのう	反応性濾胞過形成における胚中心では, 細胞増殖とアポトーシスが同時に亢進します		136
ひふえん	皮膚炎症性疾患のパターン分類		72
びょうた	病態のベクトル		11

　……ぱるぱぶる・ぱーぴゅらを10回言うのはやりませんでした. すみません. 2回で勘弁してください.

◆ 文 献

1）日本病理学会ホームページ
  https://pathology.or.jp/senmoni/board-certified.html（閲覧：2021年6月21日）
2）「集中治療，ここだけの話」（田中竜馬/編），医学書院，2018
3）「プロの対話から学ぶ感染症」（岩田健太郎，他/著），メディカル・サイエンス・インターナショナル，2020

Profile

市原　真（Shin Ichihara）
JA北海道厚生連 札幌厚生病院病理診断科 主任部長

twitter ： @Dr_yandel
略　　歴： 2003年 北海道大学医学部卒業，2007年3月 北海道大学大学院医学研究科 分子細胞病理学博士課程修了・医学博士
所属学会： 日本病理学会（病理専門医，病理専門医研修指導医，学術評議員・社会への情報発信委員会委員），日本臨床細胞学会（細胞診専門医），日本臨床検査医学会（臨床検査管理医）

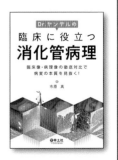

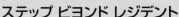

研修医は読まないで下さい!?

高血圧救急 Part3
～無症候性高血圧ってERでどうするの？～

福井大学医学部附属病院総合診療部　林　寛之

無症候性高血圧はあわてない，あわてない

高血圧は食生活や運動不足など生活習慣も一因となるが，その他二次性高血圧に加え，精神的な影響も大きく受ける．1日に9回も10回も血圧を測定して，その値に一喜一憂して救急外来に駆け込む患者さんも少なくない．でもそんなときは，どうしてそんなに頻回に血圧を測定するのか，どうしてそんなに心配なのか，それに至った経緯を紐解くことこそが大事で，血圧の

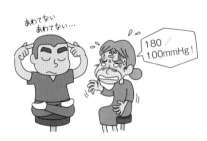

値だけみて治療するようではまだまだなんだよ．高血圧緊急症でもない限り，あわてないが，臓器障害がないことはきちんと確認しよう．

患者D　72歳　女性
高度無症候性高血圧

自宅で血圧を測定したら，180/100 mmHgもあったといい，患者Dが夜中にERを受診してきた．以前は血圧は高くなかったが，ここ最近はときどき血圧が高いことがあった．近医で降圧薬をもらったが，血圧が下がりすぎて，中止となった経緯があった．

ER受診時の血圧は180/100 mmHg，脈90回/分．患者Dは非常に心配そうな顔でうるうると見つめてくるが，研修医Kが診察しても臓器障害は認められず，どうしたものか困り果てていた．

研修医Kが，「結構血圧が高いですし，とりあえず，下げておきますかね」とお茶を濁そうとしたところ，ベテランナースCが「はい，少しゆっくり深呼吸してみましょうか」と患者Dを促し，数分後に血圧を測定するとスルスルと血圧が下がり，140/80 mmHgとなった．

上級医Hが話を聞くと，もともと心配性であるとのこと．またご主人との関係がよくなくストレスがいっぱいで，話を聞いているうちに，患者Dは涙ぐんできた．話し終わるころには気分も晴れて，血圧は130/80 mmHgとなった．

後日談として，SSRI（selective serotonin reuptake inhibitor，選択式セロトニン再取り込み阻害薬）処方と認知行動療法を総合診療外来で行い，血圧もすっかり変動しなくなり，中途覚醒や早朝覚醒もなくなり，快活に運動する生活になったということであった．

研修医K

「あのまま血圧を下げてしまっていたら，家で低血圧になってしまうところでした．あぶなかったぁ…またCさんに助けられました．え？ ご主人との関係が悪く反応性うつだったんですか？ あわただしいERではそこまで話を聞けなかったですが，どうしてH先生はそこまで話できたんですか？」

高度無症候性高血圧

臓器障害を伴う高度高血圧は治療の対象になるものの，単に血圧が高いだけだとほとんどあわてることはない．それにしても，1日に何度も血圧を測りすぎて，余計心配になってしまっている患者さんっているよねぇ．ちらしや何かの紙の裏にびっしりと血圧測定値を記載してやってくる．「そんなに何度も血圧測ってるから，余計血圧が上がるんだよ」なんて，冷たいあしらい方をしてはいけない．確かに強迫性障害にも似た血圧測定回数ではある

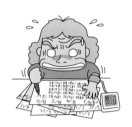

が，患者さんが自分の健康に関心をもっている点は褒めてあげよう．そのうえで，「ありがとうございます．まさしくこんな緻密な血圧の変化を見たかったんです．これだけしっかりしたデータがあれば，もう大丈夫です．今後は回数を減らしたものを見せてください．あくまでも安静時の血圧を知りたいので，朝と晩のリラックスできるときだけ1〜2回測定してもらえませんか？」と優しく行動変容を促してあげよう．日本の「高血圧治療ガイドライン」でも一度に4回以上の血圧測定は推奨していない．

血圧が180/110〜120 mmHg以上で臓器障害がなければ，高度無症候性高血圧という．昔は220/120 mmHg以上なら高血圧切迫症（hypertensive urgency）と呼ばれたが，昨今のどんどん厳しくなる血圧の基準のおかげで，180/110〜120 mmHg以上と低めになってしまった．

脳・心・大血管・腎などの臓器障害や子癇といった病態があれば，高血圧緊急症であり降圧が必要になる．臓器障害がなければ，**緊急の降圧が予後を改善するというエビデンスはない**．ま，下げても下げなくても変わらないっていうこと．**危険な臓器障害がなくても，血圧が高いと，頭痛，ふらつき，嘔気，息切れ，動悸，鼻血，不安などの症状は生じうる**．でも鼻血は高血圧の重症度とは無関係なんだけどね（Int J Cardiol, 134：e107-e109, 2009）．胸痛をみたら何としても臓器障害がないか真剣に探さないといけない．

高度無症候性高血圧（高血圧切迫症）は救急でホントに下げなくていいのか？

高血圧切迫症という名前がついているものの，実際は切迫なんてしていないから，urgencyはいい呼び名ではなく高度無症候性高血圧（severe asymptomatic hypertension）と統一した方がいいと思うなぁ．以前もそのような言葉の統一が提唱されたが，ガイドライン改訂のたびに切迫症に引き戻されている感がある．なぁ〜んも切迫してないのにねぇ．

さまざまな報告があるが，血圧が高すぎて一般外来から救急に紹介になった例は0.7％しかなく，合併症の増加も認めていない．救急外来や一般外来受診患者の約4％は無症候性なのに高血圧が心配で受診している．帰宅しても入院しても，大きな合併症は短期的（7日）にも長期的（半年）にもほとんど発生していない（＜1％）．無症状の高血圧切迫症だと頭部CTもあまり役に立たない．

　実は30分ほど安静にしていると約32％の患者さんはある程度血圧が下がってしまう．まぁそんなもんだよね．カナダの研究では，高血圧のみで紹介された患者全例に臓器障害を認めず，自分で救急受診した患者のうち3.2％に臓器障害を認めたという．あくまでも高血圧だけで臓器障害がなければ大丈夫であるが，**稀ながら生じる臓器障害の有無を見極めることが最も大事**なんだよね．基礎疾患として心疾患や腎疾患がある場合は気をつけて診察しよう．

　ま，あわてなくていいとわかっていても医者は，救急室で約1/4の症例に，または帰宅時に35〜42％の症例に降圧薬を処方している．慢性高血圧の既往やプライマリ・ケア医からの紹介の場合は帰宅時に降圧薬を処方する傾向にあった．またプライマリ・ケア医からの紹介患者や救急で血圧＞180/120 mmHgの場合は，救急医は降圧薬静注で加療しやすいという．あわてて降圧薬を処方しても予後には影響しないとわかっていても，あまりにも血圧が高いと，こちらがヒヤヒヤで枕を高くして寝られないっていう理由から，「医者の心の安定剤」として処方しちゃう気持ちはよくわかるよね．

　一番大事なのはきちんとしたフォローアップなのは言うまでもない．でも高血圧で救急紹介された高齢者を追跡調査したところ，約1/4はちゃんとかかりつけ医を受診していなかった．さらに高血圧のままになっているの人のうち，37％は救急ではじめて高血圧を指摘され，15％は高血圧を指摘されても放置しており，49％は降圧薬は処方されていてもきちんと内服していなかったという．高血圧の治療はポジティブな動機づけが大事なんだよね．説得しても患者さんは納得しないと治療しないんだ．そういえばいつ測定しても収縮期血圧200 mmHg超えの年配男性が，死んでもいいから，意地でも降圧薬は飲まないと言っていたなぁ…．

高度無症候性高血圧（高血圧切迫症）
　臓器障害が本当にないかしっかり診察すべし
　合併症が起こるのは稀
　でも医者がビビッて降圧薬を出しちゃうことも結構ある（悪いわけじゃない）

Check！ 文献

1)　Gauer R：Severe Asymptomatic Hypertension：Evaluation and Treatment. Am Fam Physician, 95：492-500, 2017（PMID：28409616）
　　↑必読文献．高度無症候性高血圧のgood review.

2)　Baumann BM, et al：Evaluation, management, and referral of elderly emergency department patients with elevated blood pressure. Blood Press Monit, 14：251-256, 2009（PMID：19910790）
　　↑救急に紹介された60歳以上の高血圧（≧140/90 mmHg）の患者を追跡調査した．74％だけがきちんとかかりつけ医を受診していた．高血圧のままになっている患者のうち，37％は今回はじめて高血圧を指摘され，15％は高血圧を放置，49％は降圧薬の内服を真面目にしていなかった．

3) McNaughton CD, et al：Incidence of Hypertension-Related Emergency Department Visits in the United States, 2006 to 2012. Am J Cardiol, 116：1717-1723, 2015（PMID：26454813）

↑2006〜2012年の間に救急を受診した約1億6,600万人の患者のうち23.6％が多くの疾患に伴い高血圧を認めたが，純粋に高血圧だけが最終診断になったのはたった0.9％だった．高血圧だけが主訴の救急受診は2006年は3.4％だったが，2012年は4.4％に増えた．

4) Patel KK, et al：Characteristics and Outcomes of Patients Presenting With Hypertensive Urgency in the Office Setting. JAMA Intern Med, 176：981-988, 2016（PMID：27294333）

↑一般外来受診患者約220万人のうち，約4.6％が高血圧切迫症であった．平均63歳，平均BMIは31.1であった．帰宅した場合と入院した場合で比較検討したところ，MACE（major adverse cardiac event：急性冠障害，脳卒中，一過性脳虚血発作，コントロール不良高血圧，入院）の発生頻度は7日後（0 vs 0.5％），30日後（0 vs 0.5％），半年後（0.9 vs 0.9％）で両群とも有意差なく，ほとんど発生しなかった．検査をしても異常を認めたのはたった5.5％であった．頭部CTは60例に撮影され，すべて異常なしであった．救急へ紹介になった例はたったの0.7％であった．

5) Grassi D, et al：Hypertensive urgencies in the emergency department：evaluating blood pressure response to rest and to antihypertensive drugs with different profiles. J Clin Hypertens（Greenwich），10：662-667, 2008（PMID：18844760）

↑救急外来を受診した549人の高血圧切迫症患者を30分間安静にした後，血圧を再測定したところ，31.9％が許容可能な血圧まで下がった（収縮期血圧：＜180 mmHgで前値より20 mmHg以上低下，拡張期血圧：＜110 mmHgで前値より10 mmHg以上低下）．30分間安静にしても血圧が下がらなかった患者に経口降圧薬を処方したところ，79.1％の患者が2時間後に血圧低下を認めた．大きな合併症は認めなかった．この研究は，血圧が下がらなかった場合も大きな合併症がなかったので，経口降圧薬を使う意義には言及していない．きっと初療医の心の安定剤かもね．

6) Richard AE & Chomienne MH：Review of Referrals Sent to the Emergency Department for Management of Hypertension. Cardiol Res, 12：156-160, 2021（PMID：34046109）

↑カナダの救急外来で高血圧が主訴で来院した254人の後ろ向き観察研究．67人が紹介患者で，187人が自主的に救急受診した患者．紹介患者67人全例に臓器障害なし．自主的に来院した患者のうち6人（3.2％）に臓器障害を認めた（脳卒中，高血圧性脳症，肺水腫）．約26％の患者が救急室で降圧治療を受けた．紹介患者の68.7％，自主来院患者の76.5％は救急室で降圧療法を受けなかった．紹介患者の42.4％，自主来院患者の35.8％は帰宅時に降圧薬が処方された．

7) Brody A, et al：Survey of Emergency Physician Approaches to Management of Asymptomatic Hypertension. J Clin Hypertens（Greenwich），19：265-269, 2017（PMID：27677856）

↑米国救急医学会では，高度無症候性高血圧ではプライマリ・ケア医に紹介することは推奨され，緊急に降圧するのは推奨されていない．インターネットで1,200人の救急医にメールを出し，質問したが回収率はたったの17％（199人）であったちょっとトホホな研究．大病院の救急医が答えてくれる傾向にあった．慢性の高血圧の既往（48％），プライマリ・ケア医からの紹介（45％）の場合には降圧薬を処方し，プライマリ・ケア医からの紹介や高度高血圧（＞180/120 mmHg）の際には救急外来で降圧薬静注で加療するという意見が多かった．血圧＞145/95 mmHgだとたった61％しかプライマリ・ケア医に紹介しようとしない．無症候性なのに静注で加療するのは過剰だし，プライマリ・ケア医に紹介状を書かないのは怠慢だし，この辺り必ずしも救急医は守っているわけではないんだなぁ．

上級医H

「患者Dさん，よく聞くと花粉症で4カ月前から抗アレルギー薬を内服していたようだね．もう花粉の時期も過ぎたのに，内服を継続していたようなんだ．さらに最近寝不足もあって体調が悪く，市販の風邪薬を自分で買ってきて飲んでいたんだって．そりゃ血圧上がるよね」

 ## 薬剤による高血圧は知っておきましょう

高血圧の90％は本態性高血圧，10％は二次性高血圧（表1）である．高血圧を認めたからといって何でもかんでも二次性高血圧を除外するための検査をするのではなく，二次性高血圧を疑う場合に精査をしよう（表2）.

薬剤性高血圧は医原性であり，案外見逃されているので注意しておきたい．水やナトリウムを貯留させる薬剤，血管収縮薬，交感神経賦活薬，抗コリン作用のある薬剤などが血圧をあげる（表3）．またアルコール離脱やベンゾジアゼピン離脱でも血圧が上がってくる．

最近膝や腰が痛くて整形外科にかかりはじめてNSAIDsを内服している，といったケースは案外多い（Eur J Clin Pharmacol, 70：1159-1172, 2014）．高齢者でNSAIDsを開始すると降圧薬を内服開始するリスクが1.7倍上がる．NSAIDs使用で平均5 mmHg血圧が上昇し，14 mmHgまで上昇することもある．拡張期血圧がたった5〜6 mmHg上昇するだけで，脳卒中リスクが67％上昇し，急性冠症候群リスクが15％増えてしまうんだ（Drug Saf, 17：277-289, 1997）．**高齢者はNSAIDsを漫然と3カ月を超えて処方してはいけない**とBeers criteriaでもSTOPP/START criteriaでも言ってるんだけどね．

表1　二次性高血圧

分類	原因疾患	その他，検査など
腎性高血圧	腎実質性，腎血管性	尿検査，腎エコー，尿培養
内分泌性高血圧	原発性アルドステロン症，褐色細胞腫，Cushing症候群，甲状腺機能亢進症	血漿レニン活性，アルドステロン濃度，甲状腺機能，コルチゾール，ACTH，尿中メタネフリン
その他	薬剤性，アルコール離脱，ベンゾジアゼピン離脱	
	睡眠時無呼吸症候群	
	遺伝性：Liddle症候群，グルココルチコイド奏効性アルドステロン症，ミネラルコルチコイド過剰症候群	

ACTH：adrenocorticotropic hormone（副腎皮質刺激ホルモン）

表2　二次性高血圧をいつ精査するか

・血圧が安定していた人の血圧が急に上昇した場合
・思春期以前発症の高血圧
・肥満・家族歴のない30歳以下の高血圧
・臓器障害を伴う進行性の高血圧緊急症
・血圧＞180/120 mmHg，または治療抵抗性高血圧（降圧薬3剤でもコントロール不良）

表3　血圧を上昇させる薬剤

機序	薬剤の例
水, ナトリウムの貯留	**NSAIDs, ステロイド, エリスロポエチン**, 経口避妊薬, **甘草を含む漢方薬**, カルシニューリン阻害薬 (シクロスポリン, タクロリムス)
血管収縮	鼻水止め (血管収縮薬), フェノチアジン, **アルコール**, 抗真菌薬, 血管内皮増殖因子阻害薬
交感神経賦活	カフェイン, テオフィリン, 甲状腺ホルモン, 食欲抑制薬, **麻黄を含む漢方薬**, アルコール離脱, ベンゾジアゼピン系薬離脱, メチルフェニデート, 違法薬物 (アンフェタミン, コカイン, LSD, 大麻, PCP, MDMA など)
副交感神経遮断	**三環系抗うつ薬, 抗アレルギー薬, 抗ヒスタミン薬**, 抗コリン薬, 感冒薬 (抗ヒスタミン薬), **SNRI, MAO阻害薬**

LSD：lysergic acid diethylamide（リゼルグ酸ジエチルアミド）
PCP：phencyclidine（フェンサイクリジン）
MDMA：methylenedioxymethamphetamine（メチレンジオキシメタンフェタミン）
SNRI：serotonin-noradrenalin reuptake inhibitor
　　　（セロトニン・ノルアドレナリン再取り込み阻害薬）
MAO：monoamine oxidase（モノアミン酸化酵素）

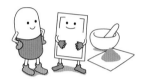

　漢方薬の味を調える作用もある「甘い草」の「甘草」もアルドステロン作用のため血圧が上昇してしまう. 口のなかがもごもごするくらい漢方薬を数種類処方されている場合もあるので, 血圧上昇と低カリウム血症には敏感になっておきたいね.

　アルコールはGABA（gamma amino butyric acid, γ-アミノ酪酸）が増えてリラックス状態をつくるので, 基本血圧は下がるが, 飲酒し続けるとアセトアルデヒドが酢酸に変化し血管を収縮するので血圧は上昇してくる. またアルコール多飲が続くともはやGABAは増えず, 抑制されたNADH（nicotinamide adenine dinucleotide, ニコチンアミドアデニンジヌクレオチド）がはじけやすい状態になり, アルコールをやめた途端, 交感神経が大暴走する離脱症状になってしまう. 同様にベンゾジアゼピン長期投与患者の離脱でも同じように交感神経が賦活されてしまう.

　エナジードリンクが大人気で若者のカフェイン中毒もときどき見かける（Acta Biomed, 88：222-231, 2017）. カフェインを200〜300 mg摂取すると, 数時間で平均収縮期血圧は8.1 mmHg, 拡張期血圧は5.7 mmHg上昇してくる. しかし2週間もすれば体が慣れてきて（耐性ができて）血圧は下がってくるんだよね（Am J Clin Nutr, 94：1113-1126, 2011）. だからコーヒーを毎日飲んでいても慢性に高血圧になるわけではない. あぁ, よかった！ コーヒー大好きなんだもの.

　抗コリン作用のある薬剤として, 三環系抗うつ薬, 抗アレルギー薬, 抗ヒスタミン薬は必ず覚えておこう. 高血圧のみならず, 便秘, 前立腺肥大, 緑内障, 意識低下, 口喝などいろんな症状を呈し, その症状をほかの薬で抑えるという, 薬剤カスケードが起こりやすい. 今回の患者Dさんは花粉症に対して漫然と抗アレルギー薬が処方されていた. 高齢者では老人性皮膚掻痒症が多く, 漫然と抗アレルギー薬が処方されていることがある. H₂受容体拮抗薬もそもそも抗ヒスタミン作用（抗コリン作用）のため血圧は上がるんだ.

　薬となんとかは使いようで, 必要なときに必要な量を必要な期間だけ使えばいい. 漫然と処方する「do処方」は避けたいよね. さらにどうしても必要な薬もあるので, 高血圧に影響し

ている場合は，追加する降圧薬を慎重に選択していく必要がある．薬は決して毒ではなく，われわれの大事な武器であり，その使い方には賢くなっておきたいよね．

> **血圧を上昇させる薬剤**
>
> 高齢者でNSAIDsを開始すると降圧薬を内服開始するリスクが1.7倍増える
>
> 抗アレルギー薬，抗ヒスタミン薬，三環系抗うつ薬は血圧が上がりやすいので注意

Check ! 文献

8)　Foy MC, et al：Drug-Induced Hypertension. Endocrinol Metab Clin North Am, 48：859-873, 2019（PMID：31655781）

　　↑**必読文献**. good review. 血圧を上昇させる薬剤を作用機序から大まかに分類し，丁寧に解説している.

9)　Masi S, et al：Drug-induced hypertension：Know the problem to know how to deal with it. Vascul Pharmacol, 115：84-88, 2019（PMID：30822569）

　　↑薬剤関連の高血圧について詳細な解説が記載されている.

10)　Charles L, et al：Secondary Hypertension：Discovering the Underlying Cause. Am Fam Physician, 96：453-461, 2017（PMID：29094913）

　　↑**必読文献**. 二次性高血圧のgood review. 年齢別アルゴリズムがわかりやすくて秀逸です.

ストレスがあれば血圧くらい上がるでしょ？

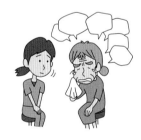

　病院に来れば白衣高血圧もあるだろうし，駐車場が混んでいたら予約時間に間にあわないと走ってくる場合もある．入院すれば痛みや不安から交感神経が緊張して血圧くらい上がるでしょうって思うよね．でも退院しても約43％の人は血圧が高いままなので，なんでもかんでもストレスのせいにしてはいけない．やはりきちんとフォローアップしてかかりつけ医につなげないといけない．

　実はこの患者Dさんは，ご主人のモラハラで非常に心を痛めていた．頼りの娘は遠くに嫁いでしまい，姑の介護も忙しく，趣味のフィットネスにも行けない日々が続いていたことが判明した．他人の言葉に敏感で心配性な性格でもあり，夜も思い出すと気が高ぶって眠れず，近医で睡眠薬をもらっても全然よくならないとのことであった．今の現状をしっかり把握して，患者さんのつらい気持ちを吐露してもらい，「よく頑張ってますよ」と承認するだけでずいぶん気が晴れたようだった．その後，SSRI処方と認知行動療法を行い，デイサービスを利用してフィットネスにも行くようになったら，するすると血圧もよくなっていった．そう，「病気を診ずして，人を診る」ことが大事なんだ．

　ERであっても，話を聞く姿勢がある医者には患者さんは話をしてくれる．是非，**BATHE法**を身につけよう（表4）．表4には本症例での内容も追記してわかりやすくしておいた．もとも

表4　15分で心を開くBATHE法

Background：背景	最初の2分で背景となる話を聞く.「何か変わったことはありませんでしたか？」「ご自分で何が原因だと思いますか？」「心配事がありますか？」
	【本症例】ご主人との人間関係，介護疲れ，心配性，イライラが募るので自分が悪いと思っていた．血圧が高くて健康に不安を抱えていた
Affect：感情	患者の感情を要約する
	【本症例】いろんなことが重なりイライラして，つらいんですね
Trouble：問題	「一番困っていることは？」　今の状況で最も悪いことを尋ねる 焦点をはっきりさせましょうというメッセージになる
	【本症例】ご主人のモラハラはあきらめているが，介護で自分の時間が全くなく，心にも体にも余裕がなくなっている
Handling：対応	「どのように対処しましたか？」と尋ねることで，患者がこの状況に対処できるというメッセージになる
	【本症例】実際には八方塞がりで解決策が見出せない．体調も悪く不安が強い
Empathy：共感	「それはひどい状況ですが，私もあなたがとった対応は正しいと思います」 危機に対する患者の反応を正当化する
	【本症例】「そのような状況なら，体調を崩し，心に余裕がなくなるのも無理はありません．そんななかでもよく頑張っていると思いますよ」

と精神療法のために開発されたBATHE法だが，患者さんの社会的問題やストレス要因，人生の問題点などを聞き出すのにも有用だ.

　BATHE法では，まず患者背景状況と患者さんの問題を明確化し，それらに対し患者さんがどのように対応しているのかを聞き，**患者さんの気持ちやストレスを承認する，共感する**ことが最も大事なんだ．大学4年生のときのOSCE試験での，患者さんの訴えを聞くや否や，「それは大変ですね」という上っ面の嘘くさい共感とは雲泥の差なんだよ．**患者さんの苦境を治すなんて大それたことはできなくても，その現状を認め，患者さんの気持ちのもちように寄り添うことが大事**なんだ．男性の医者はつい解決策（「それはしかたないだろう」「それはこうしたらいいんじゃない」など）を提示したがるが，それはやってはいけない．相手のつらい思いに寄り添う作業がまずは一番大事なのだ．「患者は解決策を求めているんじゃない，共感してほしいのだ」の文章の『患者』を『奥さん・彼女』に置き換えて読んでみよう．人生の深さを痛感する人は多いんじゃないかな？

BATHE法
- 現状を変えられなくても，心に寄り添い共感することはできる
- 患者さんの苦境（疾患や状況）そのものは治せなくても，心を救う共感はできる

Check！ 文献

11) Armitage LC, et al：Screening for hypertension using emergency department blood pressure measurements can identify patients with undiagnosed hypertension：A systematic review with meta-analysis. J Clin Hypertens (Greenwich), 21：1415-1425, 2019（PMID：31385426）

↑入院時高血圧患者を退院後フォローアップした7つの論文のメタ解析．2,627人の患者のうちフォローアップできたのがたった47.2％というのがこの研究の弱みだが，退院後高血圧が確診できたのは43.4％であった．緊急入院で血圧が高い場合は約4割が帰宅後も高血圧なので，きちんとかかりつけ医につなげないといけない．

12)「外来診療によく効くBATHE法」（生坂政臣/監訳），メディカル・サイエンス・インターナショナル，2020

↑Marian Stuart著「The Fifteen Minute Hour：Efficient and Effective Patient-Centered Consultation Skills, 6th ed.」Routledge, 2018）の訳本．BATHE法の実際的アプローチが解説されている．原著はKindleでも読めて便利でしたよ．

13) Cayley WE Jr：Four Evidence-Based Communication Strategies to Enhance Patient Care. Fam Pract Manag, 25：13-17, 2018（PMID：30221913）

↑コミュニケーション技法のreview．BATHE法も解説あり．

No way！ アソー！ モジモジ君の言い訳 〜そんな言い訳聞き苦しいよ！ No more excuse！No way！アソー (Ass hole)！

×「200/100 mmHgも血圧があるので，すぐに降圧薬を静脈注射しましょう」
→臓器障害が伴わなければ，あわてない．30分安静にして血圧を再測定するといい．

×「まぁ救急受診時はあわてて緊張も多いでしょうから，今の高血圧は心配いらないですよ」
→いやいや帰宅しても43％は高血圧のままなので，必ずプライマリ・ケア医に紹介してフォローアップしてもらうことが大事なんだ．

×「ここのところ血圧が高くなってきて，薬が効いていませんねぇ．きちんと塩分控えて，運動してますか？ サボっちゃだめですよ」
→いやいやお薬手帳を見ると，最近ほかの整形外科でNSAIDsが出て，耳鼻科で抗アレルギー薬が漫然と処方されているじゃないか．薬剤性高血圧は見逃さないようにしよう．

△「白河の清きに魚も棲みかねて もとの濁りの田沼恋しき」
→昔のテキトーな血圧コントロールの方が余裕があったのに，確かにエビデンスはどうであれ，昨今の血圧の基準が厳しくなって，住みにくい世の中になったなぁ．降圧薬は3〜6カ月の生活習慣の改善指導を行ってから処方を考えないといけない．ただ75歳以上なら血圧＜140/90 mmHgを治療の基準としてもいい．

林　寛之（Hiroyuki Hayashi）：福井大学医学部附属病院救急科・総合診療部

東京2020オリンピックの女子フェザー級ボクシングで見事金メダルに輝いた入江聖奈選手の笑顔やピョンピョン跳ねる元気さに本当に勇気づけられた．顔をくしゃくしゃにして全開の笑顔で笑い，リングに一礼する礼儀正しい入江選手は本物のオリンピアンだ．打たれ強く，明るい，全力で尻尾を振りながら駆け寄ってくる子犬のようなその愛くるしさをまねして，研修医がコンサルトしてきたら，世の指導医達はもう全力でサポートしたくなっちゃうだろうなぁと思った．福井大学救急も総合診療も後期研修医全力募集中！ 気軽に見学にどうぞ！

1986	自治医科大学卒業	日本救急医学会専門医・指導医
1991	トロント総合病院救急部臨床研修	日本プライマリ・ケア連合学会認定指導医
1993	福井県医務薬務課所属　僻地医療	日本外傷学会専門医
1997	福井県立病院ER	Licentiate of Medical Council of Canada
2011	現職	

★後期研修医大募集中！ 気軽に見学にどうぞ！ Facebook ⇒福井大学救急部・総合診療部

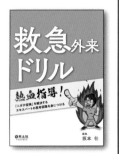

対岸の火事 他山の石

研修医が知って得する日常診療のツボ

中島 伸

他人の失敗を「対岸の火事」と笑い飛ばすもよし，「他山の石」と教訓にするのもよし．研修医時代は言うに及ばず，現在も臨床現場で悪戦苦闘している筆者が，自らの経験に基づいた日常診療のツボを語ります．

その241
オンライン英会話教室活用法

コロナ禍のために，海外に行くことも観光で外国からやってきた患者さんを診ることもほとんどなくなってしまいました．とはいえ，国際学会での発表や日本に住んでいる外国人患者さんの診察には英語が欠かせません．ということで，ずっと英語修行を続けております．今回はオンライン英会話教室を使って私がやっている英語上達法を披露しましょう．

オンライン英会話教室とは

まずオンライン英会話教室がどのようなものかを簡単に説明します．私が利用しているのは，5,300人のフィリピン人講師が登録されているものです．月の会費が6,000円の定額制で，1回25分のレッスンを1日に1回まで，月に何回受けてもいいことになっています．ということは最高で1カ月に30回のレッスンを受けることができ，1回200円程度というタダみたいな値段です．

レッスン自体はパソコンやスマホを用いたもので，講師と生徒がお互いに顔を見ながら会話することができます．以前はSkypeでしたが，現在は独自のインターフェイスになりました．レッスンの予約は直前まで可能で，例えば現在が19時20分であれば，19時30分からのレッスン開始可能な講師一覧表のなかから選ぶことになります．

レッスンの内容ですが，教室が準備している教材

を用いてもよいし，フリーカンバセーションでもいいわけです．私はもっぱらフリーカンバセーションをお願いし，国際学会の発表準備や日常診療のやりとりの練習につきあってもらっています．長所・短所それぞれあるオンライン英会話教室ではありますが，どのように活用すべきか，私の考えているところを述べたいと思います．

スピーキングの上達に専念せよ

いわゆる英語力というのは，聴く，話す，読む，書くという4技能からなります．これらのなかで，私はもっぱら「話す」という技能を鍛えるためにオンライン英会話教室を用いています．もちろん相手とのやり取りがあるので，つい聴く方も上達できるのではないかと期待してしまうのですが，フィリピン人講師はこちらの英語力に合わせてゆっくりしゃべってくれるので，リスニングの方は向上しそうにありません．むしろスピーキングを向上させよう，という目的に絞るべきだと思います．

使う英語表現は頻繁に使うが，使わないものは一生使わない

英語ペラペラになるためには，自分が何をしゃべりたいか，を意識することが重要です．つまり，自分がよく使う英語表現は頻繁に使う一方で，使わない表現は一生使いません．例えば本屋で「英会話頻出表現300（架空タイトル）」といった書籍をみつけたとしましょう．これはあくまでもその書籍の筆者にとっての頻出表現であり，読者にとっての頻出表現は人それぞれです．これら300表現が自分にとっての頻出10表現と稀な290表現からなっていても不思議ではありません．必要なのは自分にとっての頻出表現であり，それを炙り出す場としてオンライン英会話教室を活用するのが効果的なのです．

レッスンを録音し，復習に用いよ

私は講師の許可を得て25分間のレッスンをスマホで録音しています．イヤホンとマイクを用いているので，録音には自分の声しか入っていません．で，後から聴き直してみるわけですが，あまりにも悲惨

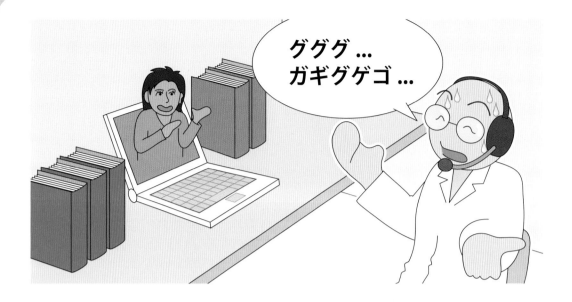

グググ ...
ガギグゲゴ ...

な自分の英語力に唖然とします．コロナ診療の話や脳神経外科手術の話をしようとしても，出てこない表現がいっぱい！逆にいえば，このような言いたくても言えない表現こそが自分にとって重要な表現なのです．

実際のオンライン英会話レッスンの手順はこのようになります．

① まずレッスンを予約しドキドキしながら開始を待つ．
② レッスン本番．歯がゆい思いをしながらも頑張って英語でしゃべる．
③ 録音したものを再生しながら，うまく言えなかった表現を日本語でパソコンやスマホに打ち込む．
④ 自分がつくった記録をみながら，それぞれの日本語にふさわしい英語表現を調べる．

ここでは④の部分が特に大切で，「ああでもない，こうでもない」と考えながら自分なりに納得のいく表現を探します．例えば「アスリートは自分の人生を競技に賭けているのだ」という表現における「賭ける」の部分．これを文字通りbetとかriskとかするのは違和感があります．そもそも「賭ける」じゃなくて「懸ける」の方が正しいのではないでしょう

か．「一生懸命」という表現もありますしね．で，いろいろ考えた結果，「人生を捧げる」という意味でdevoteというのを思いつきました．以来，この文脈ではdevoteを愛用していますが，もっと相応しい単語を思いついたら入れ換えるのに躊躇はありません．

しゃべってしゃべって，しゃべりまくれ

フリーカンバセーションで講師と雑談をすると，どうしても英語の上手な方がたくさんしゃべり，こちらは相槌を打つだけになってしまいます．なので，とにかくしゃべり続けることが大切です．25分をフルにしゃべると相当な分量になり，録音したものを聴きながら後で記録してみるとA4で3枚程度の日本語になります．私が米国留学をしていたときに1日にしゃべる英語の量を合計しても25分未満ということは珍しくありませんでした．ということは，たとえ25分間でも，毎日しゃべり続けたら，それは留学生活に匹敵するくらいのスピーキング練習になるということです．

恥をかいてモチベーションを維持せよ

何事をなすにもモチベーション維持が大切ではありますが，英語の場合は「恥をかく」というのが1つ

の有力な方法です．つまり，フィリピン人講師相手に「ググ，ガギグゲゴ」と汗だくで25分間しゃべり続ける，というのが効果的なのです．レッスンが終わった瞬間，「俺はなんてダメな人間なんだ（泣）」と自己嫌悪に陥りつつも「次こそはうまくやるぞ」「そのためには勉強だ，勉強するしかない！」と決意を新たにし，すかさず言えなかった表現のチェックにとりかかるわけです．いくら恥をかいても，それは講師と自分の間だけのことなので，「レッスンの恥はかき捨て」くらいの気持ちで臨みましょう．

言いたいことの7割が伝わったらよしとせよ

英語で細かいニュアンスを伝えるのは夢のまた夢．言いたいことの7割が伝わったらよしとすべきです．ニュアンス部分の3割は切り捨ててメインにあたる7割に集中し，言いたいことの核心部分を即座に口にしよう，というのが妥当な目標だと思います．例えば「政府や自治体の要請にもかかわらず，酒を飲んで騒いでいる人たちがいる」の「騒ぐ」の部分．日本人なら誰でも「酔っぱらって路上で大きな声を出してふざけ合う若者たち」という光景を思い浮かべますが，それをすべて英語で表現するのは不可能です．なので"throw a wild party"くらいにしておけば，どこの国でも騒ぐのは「アルコールを飲んだ声の大きな若者たち」というイメージは共通なので，十分に伝わるのではないかと思います．

あと，早口で英語をしゃべろうとするのは避けた方がよいですね．ただでさえ下手な発音の日本人が早口になってしまうと，相手にとっては意味不明そのもの．たとえ英会話の内容自体が言いたいことの7割しか伝わらなくても，その7割を確実に相手に伝えられるよう，スピードよりも明瞭さ重視でしゃべりましょう．そのためには面倒がらずにTHとS

の発音，LとRの区別をキチンとしなくてはなりません．

レッスン時間を1日のスケジュールに組み込め

いつレッスンを受けるか，というのも重要です．「いつでもできる」というのは「いつでも休める」ということにほかなりません．私自身，以前は帰宅してからレッスンをやろうとしていましたが，疲れてしまってできたものじゃありませんでした．でも，職場から帰宅する直前に25分間のレッスンを入れるようにしてからはずっと続いています．このように1日のリズムのなかにレッスン時間を組み込むと無理なく続けることができるのではないでしょうか．

以上，オンライン英会話教室を利用して英語スピーキングを上達させる方法を述べました．私の経験をヒントにして，読者の皆さんも自分に合った英語上達法を編み出してください．ほかの4技能上達法についても，機会があれば私なりの工夫を紹介したいと思います．

最後に1句

> ガギグゲゴ　講師の前で　恥をかき
> 　　　新たな決意で　英語に励む

中島　伸
（国立病院機構大阪医療センター脳神経外科・総合診療科）
著者自己紹介：1984年大阪大学卒業．脳神経外科・総合診療科のほかに麻酔科，放射線科，救急などを経験しました．

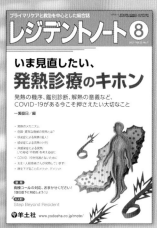
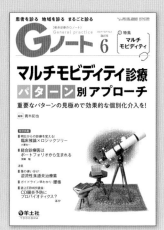
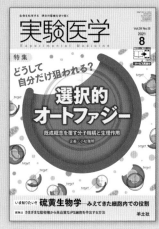
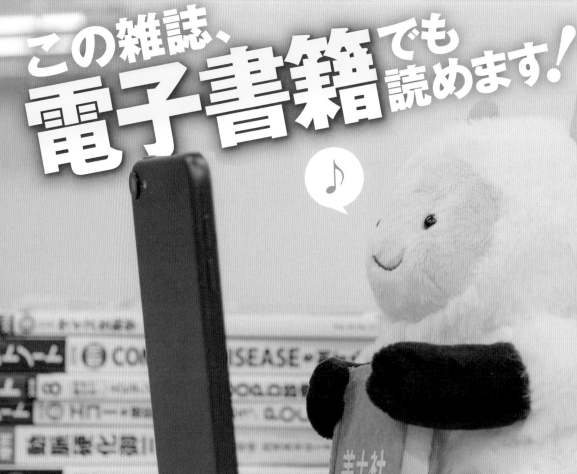

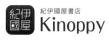

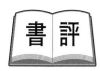

BOOK REVIEW

きどにゃんとゆく！酸塩基平衡を学ぶ旅

腎生理がわかれば、
酸塩基平衡もわかる！

著／杉本俊郎
定価 3,080 円（本体 2,800 円＋税 10 ％），
A5 判，237 頁，南山堂

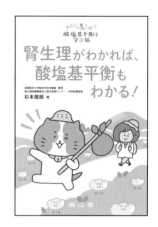

◆ 同じ現象に対して別の見方をすることで，別断面から解釈する

　著者の杉本俊郎先生は，きどにゃんとして有名な筆者である．実は，私と同じ大学の17年先輩であり，臨床実習中にもしかして私たちの相手をしてくださっていたのかもしれない，などと思いを馳せながらこの書を手にした．

　かわいい漫画が描かれているが，このテーマで最新文献を参照しつつ進めていく腎臓生理学の議論は筆舌に尽くしがたいほど深く，他書に類を見ない．本書の表現を引用するなら，gas phobia をつくらないための gas mania の書いた医学書といえる．

　魚の血液ガス分析をすると，$PaCO_2$ が 5 mmHg しかないらしい．カエル，トカゲ，ヒトと話は進んでいき，なぜ私たちの $PaCO_2$ が 40 mmHg になったのか，そのような雑学も展開される．

　この本の真骨頂は 141 ページ以降の実際の症例を扱った部分にある．これまでの血液ガス学を臨床に還元させようとする筆者の工夫が読み手に染みわたる．私のような呼吸器内科医は，血液ガス分析をどうしても「呼吸性」から入ってしまう．それはそれで間違いではないのだが，これを酸塩基平衡の観点からみるということがきどにゃんの強みである．解剖学的には腎生理と呼吸生理をおさえつつ，横断的に酸塩基平衡を眺める方法が，実症例を交えて実践的に紹介されている．

　また，実臨床の酸塩基平衡異常に応用するうえで，一般的な血液ガス分析の解釈（生理学的解釈や Base excess 法）と Stewart 法の違いがよくまとまっているので，重炭酸系に偏った解釈をしている若手医師は，Stewart 法について理解を深めてほしい．Stewart 法は，定量的に酸塩基平衡を把握することができる点がメリットであり，実臨床的だ．ただし，酸塩基平衡の障害を診断するわけではなく，あくまで病態を確認する意味合いが大きい．

　「同じ現象に対して別の見方をすることで，別断面から解釈する」ということは血液ガス分析だけでなく，実臨床のさまざまな場面で応用される考え方であり，そういう意味でも若手医師のセンスを高めてくれる一冊になるだろう．

（評者）倉原　優（国立病院機構近畿中央呼吸器センター 内科）

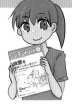

プライマリケアと救急を中心とした総合誌

レジデントノート

定価 2,200円（本体 2,000円＋税 10％）

Back Number

お買い忘れの号はありませんか？
すべての号がお役に立ちます！

2021年9月号（Vol.23 No.9）

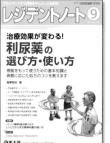

治療効果が変わる！
利尿薬の
選び方・使い方

根拠をもって使うための基本知識と
病態に応じた処方のコツを教えます

編集／龍華章裕

2021年8月号（Vol.23 No.7）

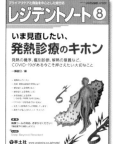

いま見直したい、
発熱診療のキホン

発熱の機序、鑑別診断、
解熱の意義など、COVID-19がある
今こそ押さえたい大切なこと

編集／一瀬直日

2021年7月号（Vol.23 No.6）

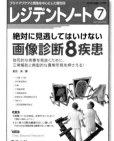

絶対に見逃しては
いけない
画像診断8疾患

致死的な疾患を見抜くために、
正常解剖と典型的な異常所見を
押さえる！

編集／藪田　実

2021年6月号（Vol.23 No.4）

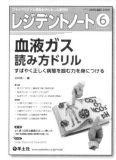

血液ガス
読み方ドリル

すばやく正しく病態を掴む力を
身につける

編集／北村浩一

2021年5月号（Vol.23 No.3）

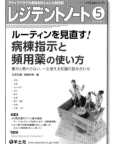

ルーティンを見直す！
病棟指示と頻用薬の
使い方

意外と教わらない、
一生使える知識の詰め合わせ

編集／松原知康，宮崎紀樹

2021年4月号（Vol.23 No.1）

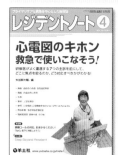

心電図のキホン
救急で使いこなそう！

研修医がよく遭遇する7つの主訴を
前にして、どこに焦点を絞るのか、
どう対応すべきかがわかる！

編集／矢加部大輔

2021年3月号 (Vol.22 No.18)

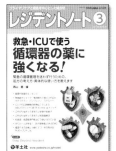

救急・ICUで使う
循環器の薬に
強くなる！

緊急の循環管理を迷わず行うための、
処方の考え方・具体的な使い方を
教えます

編集／西山　慶

2021年2月号 (Vol.22 No.16)

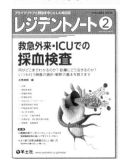

救急外来・ICUでの
採血検査

何がどこまでわかるのか？
診療にどう活きるのか？
いつも行う検査の選択・解釈の
基本を教えます

編集／志馬伸朗

2021年1月号 (Vol.22 No.15)

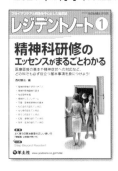

精神科研修の
エッセンスが
まるごとわかる

医療面接の基本や精神症状への
対応など、どの科でも必ず役立つ
基本事項を身につけよう！

編集／西村勝治

2020年12月号 (Vol.22 No.13)

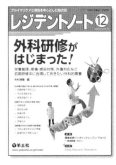

外科研修が
はじまった！

栄養管理、疼痛・感染対策、
外傷対応など初期研修中に
会得しておきたい外科的素養

編集／今村清隆

2020年11月号 (Vol.22 No.12)

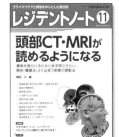

頭部CT・MRIが
読めるようになる

異常を見分けるために
まず押さえたい、解剖・撮像法・
よく出会う疾患の読影法

編集／横田　元

2020年10月号 (Vol.22 No.10)

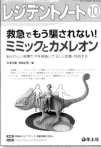

救急で
もう騙されない！
ミミックとカメレオン

紛らわしい疾患たちを見抜いて
正しく診断・対処する

編集／松原知康，宮崎紀樹

以前の号はレジデントノートHPにてご覧ください ▶ www.yodosha.co.jp/rnote/

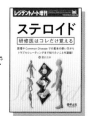
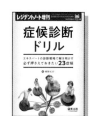
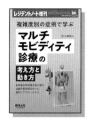
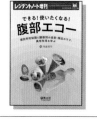
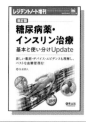
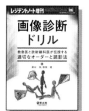
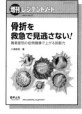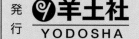

レジデントノート 次号 **11** 月号 予告

（Vol.23 No.12）2021 年 11 月 1 日発行

特 集

呼吸困難の対応　考えて、動く！ (仮題)

編集／武部弘太郎 （京都府立医科大学 救急医療学教室）

呼吸困難は切迫した場面で迅速な判断を求められるため，救急外来の現場で初期研修医が対応に迷う症候のひとつです．呼吸困難に適切に対応するためには，正しい鑑別や検査結果の解釈，状況に応じた治療まで幅広く理解しておくことが必要です．11月号では，救急外来で呼吸困難の患者さんに遭遇した際の対応についてわかりやすく解説します．対応をただ暗記するのではなく，病態やその先を考えながら実際に動けるよう，臨床現場での"思考プロセス"も学べます．

連 載

その他

※タイトルはすべて仮題です．内容，執筆者は変更になることがございます．

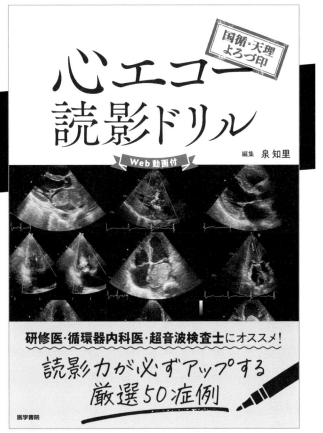
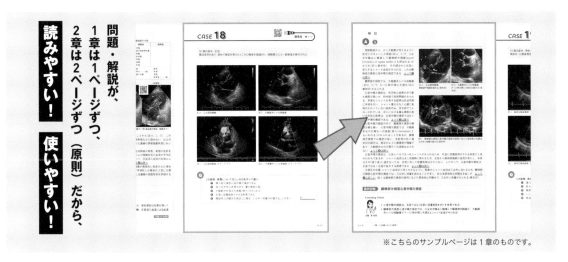

日進月歩の糖尿病学のなかでも特に日本人研究者の研究を取り上げ，専門的に紹介したイヤーブック．今年も基礎研究から臨床・展開研究まで，この1年の進歩が18編の論文に凝縮されている．これに加え，2020年Claude Bernard賞受賞の栄誉を受けた編者による巻頭論文（特別企画）では，そのinnovative leadershipを讃えられた一連の革新的研究のこれまでと現在の課題を解説．糖尿病研究者のみならず一般臨床医にとっても必読の書．

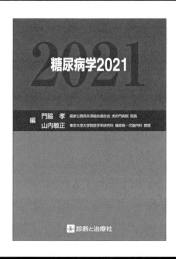

■B5判　172頁
定価10,450円
（本体9,500円＋税）
ISBN978-4-7878-2507-0

糖尿病学2021

国家公務員共済組合連合会 虎の門病院院長 **門脇　孝**
東京大学大学院医学系研究科 糖尿病・代謝内科教授 **山内　敏正** 編集

目　次

診断と治療社

〒100-0014　東京都千代田区永田町2-14-2　山王グランドビル4F
電話 03（3580）2770　FAX 03（3580）2776　http://www.shindan.co.jp/
E-mail:eigyobu@shindan.co.jp

（21.06）

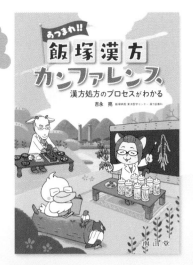

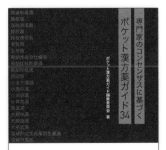

レジデントノート　10月号
掲載広告　INDEX